Dr Auguste ERTZBISCHOFF
de la Faculté de Médecine de Paris

DU

Prolapsus de l'Utérus

Chez les Vierges et les Nullipares

Etiologie — Pathogénie — Traitement

Henri Jouve
Editeur-Imprimeur
15 Rue Racine, 15
1905

Dr Auguste ERTZBISCHOFF
de la Faculté de Médecine de Paris

DU

Prolapsus de l'Utérus

Chez les Vierges et les Nullipares

Etiologie — Pathogénie — Traitement

Henri Jouve
Editeur - Imprimeur
15 RUE RACINE, 15
1905

A MES CHERS PARENTS

Faible hommage de reconnaissance

A MES FRÈRES

MEIS ET AMICIS

Quoique les multipares soient plus souvent atteintes de prolapsus de l'utérus, elles n'y sont pas seules exposées et on a observé cet accident chez des nullipares et même chez des vierges. Il peut exister même chez le nouveau-né. Les prolapsus utérins chez les vierges sont peu connus, bien que déjà ils aient été signalés par Mac Clintock et Barnes dans leur *Traité des maladies des femmes* et depuis par de Sinety et Pozzi.

Scanzoni a traité 114 malades affectées de chute de la matrice : 99 étaient mères, les 15 autres n'avaient jamais accouché.

Weinberg rapporte que sur 174 femmes soignées à la clinique de Martin de Berlin pour prolapsus six seulement étaient nullipares.

Le prolapsus utérin chez les nullipares et chez les vierges de même que chez le nouveau-né est donc extrêmement rare.

Pendant que notre frère était interne dans le service de M. le Dr Routier à l'hôpital Necker, nous eûmes l'occasion d'observer un cas de prolapsus complet chez une vierge et M. Routier nous communiqua un autre cas de sa pratique hospitalière, les deux seuls qu'il eut observés dans ces conditions. Il nous a paru intéressant de rechercher les diverses observations relatées et de faire du prolap-

sus utérin chez les nullipares et les vierges le sujet
de notre thèse inaugurale. Nous ne prétendons
pas dans ce modeste travail élucider complètement
la question, mais apporter seulement une contri-
bution à son étude et en donner une vue d'en-
semble.

Dans un court chapitre spécial nous étudierons le
prolapsus chez le nouveau-né et relaterons les rares
observations que nous avons pu trouver tant en
France qu'à l'étranger ; puis nous aborderons l'étiologie et la pathogénie du prolapsus chez les vierges
et les nullipares, et après avoir passé en revue les
diverses méthodes de traitement préconisées nous
rapporterons les observations que nous avons pu
recueillir, ainsi que celles observées dans le service
de M. le Dr Routier, dont nous parlons plus haut.
Nous nous abstiendrons de parler de la symptoma-
tologie et du diagnostic du prolapsus utérin, ceux
observés chez les vierges et les nullipares ne présentant point de particularités.

Avant cependant d'entreprendre cet exposé, nous
tenons à remercier nos maîtres à la Faculté de médecine et dans les hôpitaux.

Nous prions M. le Dr Barth, dans le service duquel
nous avons eu l'honneur de passer un an, d'accepter nos remerciements pour ses savantes leçons
de sémiologie et de clinique médicale.

Que M. le professeur Alb. Robin, dans le service
duquel nous avons été stagiaire, accueille ici l'assu-

rance de notre respect et de notre gratitude pour son enseignement si élevé.

Que M. le Dr Méry reçoive ici le témoignage de notre vive reconnaissance pour ce qu'il nous a appris en pathologie infantile.

Que M. le Dr Aug. Broca, qui nous a initié à l'étude de la chirurgie, nous permette de lui exprimer nos remerciements.

Nous sommes particulièrement reconnaissant à M. le Dr Achard de tout l'affectueux intérêt qu'il n'a cessé de nous témoigner au cours de nos études médicales.

M. le Dr Moizard nous a toujours accueilli avec beaucoup de bienveillance dans son service et nous a guidé dans l'étude des maladies de l'enfance, qu'il reçoive ici l'expression de notre respectueux dévouement.

M. le Dr Brault nous a, à maintes reprises, aidé de ses conseils éclairés, qu'il veuille bien accepter l'assurance de notre vive gratitude.

M. le professeur Pinard nous a enseigné l'obstétrique, nous ne saurions trop le remercier de toute la bienveillance qu'il nous a témoignée pendant que nous avons fait notre stage dans son service.

Nous avons suivi pendant plusieurs mois à l'hôpital Saint-Louis l'enseignement de M. le Dr Balzer qui nous a initié aux maladies cutanées et syphilitiques, nous lui sommes sincèrement reconnaissant de nous avoir fait profiter de sa science et de son expérience.

M. le Dr Rieffel nous a accueilli avec beaucoup de bienveillance dans son laboratoire et nous a enseigné l'anatomie. Il nous est agréable de nous acquitter envers lui de notre reconnaissance.

Nous remercions M. le Dr Routier de la bienveillance avec laquelle il nous a accueilli dans son service.

M. le Dr Mouchet nous a, durant tout le cours de nos études, aidé de ses conseils, il a guidé nos premiers pas dans la chirurgie ; nous l'assurons de notre affectueux dévouement et de notre reconnaissance.

M. le Dr Doleris a bien voulu mettre à notre disposition les documents qu'il possédait sur la question des prolapsus chez les nouveau-nés, les vierges et les nullipares. Il a bien voulu nous diriger dans ce travail. Nous l'en remercions vivement.

Nous prions M. le professeur Guyon de bien vouloir agréer l'expression de notre profond respect et notre reconnaissance pour le grand honneur qu'il nous fait de présider notre thèse.

Prolapsus de l'Utérus

Chez le nouveau-né

Le prolapsus congénital est d'une extrême rareté. En février 1897, on n'en connaissait que six cas. A cette époque parut en Amérique un intéressant mémoire de MM. Ballantyne et Thomson dans lequel deux nouveaux faits furent rapportés. Depuis ce moment deux autres cas vinrent encore s'ajouter aux huit observations précédentes. Ce sont : celle publiée par Radwansky (dans la *Münchener med. Woch*, N° 2, 1898) et celle que nous devons à M. Doleris relatée dans la *Gynécologie*, 1898. Nous ne possédons donc aujourd'hui qu'un nombre restreint d'observations de ce genre, 12 cas, ce qui prouve bien que de pareils cas sont tout à fait exceptionnels. Les dernières sont celles d'Andrew en 1900 et de Burger en 1903.

En parcourant ces observations nous sommes frappé par le fait suivant : Toutes sont identiques sur un point, la coïncidence du prolapsus utérin et du spina-bifida, à l'exception cependant des deux dernières, où, dans l'une, nous trouvons une imperforation du rectum, dans l'autre, de l'atrophie des muscles pelviens et de la parésie des membres inférieurs.

Mais en ce qui concerne les différentes déviations utérines, les observations sont loin d'être semblables. En effet, tantôt nous voyons le prolapsus seul décrit, tantôt seulement l'on a remarqué l'hypertrophie du segment cervical ; les deux lésions à la fois ont été peu mentionnées. Chaque auteur a donné une explication sur le ou les cas qu'il a rencontrés, et nous pouvons voir que malgré les différentes lésions trouvées il y a cependant un certain nombre de conclusions concordantes. Pourtant on pourrait dire que le prolapsus utérin n'existait pas en même temps que le spina-bifida à la naissance ; mais quand le prolapsus manquait à la naissance il ne tardait pas à se produire dans les premiers jours de la vie extra-utérine, c'est ce que nous voyons dans les observations de Quisling et de Mac Vicar.

Les enfants sont nés bien constitués, d'un développement normal, sauf les lésions ayant pour siège la région inférieure du tronc et des membres. Toutes les malformations semblent dériver d'une lésion primordiale, le spina-bifida, d'où résultent les autres lésions. Parmi les lésions que l'on a découvertes sur les membres inférieurs, il faut citer le pied bot d'un seul côté ou des deux côtés, l'absence de rotule. L'on a aussi constaté des troubles de la sensibilité et de la motilité. Tous les auteurs s'accordent pour faire remonter ces troubles et ces difformi-

tés au défaut de développement de la portion inférieure de l'axe médullaire.

Selon toute apparence des perturbations analogues
ont agi sur l'appareil musculaire des viscères pelviens, et c'est à l'innervation vicieuse des ligaments
et des parois contractiles de ces viscères qu'il faut
faire remonter la responsabilité des phénomènes
de prolapsus et d'atrophie passive de ces viscères.
Quelle différence d'interprétation pourrait-on admettre, en effet, entre la flaccidité et l'insensibilité réflexe
des jambes et la flaccidité des tissus musculaires
qui ont pour objet de maintenir la statique pelvienne
normale ? Nous lisons en effet dans l'observation de
Ballantyne, Thomson, M. Vicar, que le vagin était
ample et admettait le doigt médius ; d'autre part, on
pouvait facilement faire le toucher rectal car on ne
sentait pas la contraction du sphincter. Le déplacement des viscères pelviens autres que l'utérus est
évident dans tous les cas ; l'apparition à la vulve
ou l'issue, hors de cet orifice, du segment cervical
de la matrice constitue le fait apparent signalé par
tous les auteurs.

On a en effet parfois constaté la coexistence du
prolapsus de l'utérus et du rectum.

De plus, avec quelle facilité pouvait-on réduire le
prolapsus, tous les auteurs sont d'accord sur ce point ;
mais aussi quelle difficulté avaient-ils de le tenir
réduit, il suffit de relire l'observation de Radwansky
pour s'en convaincre.

Suivent les observations que nous avons pu recueillir :

OBSERVATION I (Traduction personnelle).

(Schæffer). — *Arch. f. Gyn.* Bd. XXXVII.

Un fœtus avec spina-bifida présenta une anomalie aussi extraordinaire que rare (Préparation 69).

Il ne s'agit pas d'une atrophie mais d'une hypertrophie de la portion cervicale et de la portion vaginale de l'utérus. Le conseiller intime M. Winkel publiera une note très détaillée de cette préparation, je me bornerai donc à une explication très succincte.

Dans la vulve normalement développée se présentait la portion globuleuse avec l'orifice externe du col.

Ce dernier était ridé et la portion vaginale offrait un aspect livide comme chez un enfant dont l'utérus était tombé hors du vagin.

De tels faits sont excessivement rares chez les enfants.

Monro dit avoir trouvé un prolapsus de l'utérus chez une fillette de 3 ans.

L'hymen était distendu. Comme on pouvait parfaitement suivre les plis transversaux sur la partie du vagin peu prolabé, on put diagnostiquer une inversion vaginale. On le sentait aussi bien dans le cul-de-sac antérieur que dans le postérieur. Le fond de l'utérus était peu descendu et l'on put donc poser le diagnostic de prolapsus incomplet de l'utérus, parce que sa portion vaginale était sortie des organes génitaux externes, et par suite du bassin.

OBSERVATION II (Traduction personnelle).

(N. Quisling (Christiania) *Norsk Mag. Lægewid* 4 R. Bd. IV
1889. N° 4, 265-271. *Centralblatt fur Gynæk.* 1890. *Archiv.
f. Kinderh,* XII).

Prolapsus complet chez un nouveau-né.

La mère était une III-pare. Les enfants étaient bien portants.
Le quatrième enfant était atteint de spina-bifida et de deux pieds
bots en varus équin ; normalement conformé pour le reste.
Poids 3630 grammes, longueur 54 centimètres, circulaire de la
tête 37 centimètres.

Jusqu'au septième jour l'enfant se portait bien ; puis il
se déclara de la diarrhée, ténesme et efforts qui déterminèrent
une chute du vagin et le jour suivant la chute de l'utérus fut
complète. On la réduisit facilement. L'enfant jusqu'alors s'était
bien développé (poids 3 k. 900) mais il s'était développé une
hydrocéphalie assez marquée (39 centimètres de tour de tête).

L'enfant mourut à l'âge de 7 semaines.

Le prolapsus de l'utérus et du rectum persistèrent. Les troubles intestinaux varièrent d'intensité. Pendant les derniers jours
de la vie l'on constata de légers troubles cérébraux.

L'autopsie ne révéla rien qui put motiver anatomiquement
le prolapsus. Il n'a pu être occasionné que par l'effort de la
paroi abdominale relaté plus haut.

La matrice avait 3 centimètres de longueur ; les 2/3 de
col ; la largeur était de 1 cm. 5.

L'auteur voit dans ce cas tout à fait extraordinaire une preuve de l'effort abdominal dans la production du prolapsus utérin.

OBSERVATION III (Résumée. Traduction personnelle).

(Heil. *Archiv. für. Gynæk.* Bd. (XLVIII. Th. de H. près de Heildelberg).

II-pare, accouchement spontané.

Les parents, ayant remarqué aussitôt après la naissance la malformation de la colonne vertébrale et des organes génitaux apportent l'enfant à ma clinique le 23 mai 1894. On constate que l'enfant est né à terme, fort, bien développé. Poids : 3.400 gr. Longueur 50 centimètres, pas de tuméfaction de la tête, les fontanelles sont tendues. Dans le dos on remarque une tuméfaction allant de la dernière vertèbre dorsale à la dernière vertèbre lombaire. Les extrémités supérieures normales, les inférieures fléchies. Un pied-bot varus à gauche, un pied plat à droite ; les muscles sont flasques, pas de mouvements des extrémités, pas de réflexes. Les organes génitaux externes sont normaux. Le troisième jour de la naissance on constate la chute de la moitié supérieure du vagin avec le col. La cavité utérine mesure 54 centimètres, la muqueuse vaginale est rouge, légèrement œdématiée, prolapsus de la muqueuse rectale. Mort le onzième jour après la naissance.

Autopsie. — Spifina bifida, légère hydrocéphalie, prolapsus congénital incomplet de l'utérus et du vagin. Myéloméningocèle. Les ligaments ronds sont très minces et très lissés. Les ligaments larges sont extensibles.

Le faible développement des ligaments doit provenir d'une lésion nerveuse centrale.

Dans la production du prolapsus, Heil considère le spina-bifida comme cause indirecte et le mauvais développement de certains organes pelviens comme cause directe.

OBSERVATION IV

Rémy. *Archives de Tocologie*, 1895.

Mère très nerveuse, âgée de 17 ans, ne présentant aucun antécédent spécifique ni tuberculeux. Première grossesse se terminant à terme par la naissance spontanée d'une fille de 3200 grammes en O.I.G.A. Poids du placenta 780 grammes.

L'enfant présente au niveau de la région lombaire un spina-bifida assez volumineux ; la poche est très mince et tend à s'ulcérer. Pansement au salol et au coton. L'enfant accepte le sein.

Pendant les premiers jours l'enfant est restée stationnaire. Le sixième jour à 5 heures du matin on constata un nouvel accident chez l'enfant ; il s'est produit un prolapsus total des organes pelviens, l'utérus est descendu, a traversé l'anneau hyménéal et la vulve et fait une saillie de 1 cm. 1/2 à 2 centimètres. Il a entraîné le vagin qui est à l'état d'inversion. On reconnaît très bien l'orifice utérin. La miction et la défécation paraissent se faire normalement. La mère dit que l'enfant a beaucoup crié dans la nuit.

On remarque encore une ulcération étoilée au niveau de l'orifice anal comme s'il s'était produit une déchirure anale par éclatement et cependant aucune manœuvre n'a porté sur le rectum. On réduit assez facilement le prolapsus utérin. On cherche à le maintenir réduit à l'aide d'une boulette de coton introduite dans le vagin et d'une bande de toile, mais chaque fois que l'on change l'enfant le prolapsus se reproduit.

L'enfant va en s'affaiblissant, a perdu 200 grammes sur son poids et n'a plus la force de prendre le sein. On le nourrit avec du lait stérilisé.

Le huitième jour, l'enfant se plaint continuellement, on constate que le spina-bifida est fortement augmenté de volume ; l'enfant a de petits mouvements convulsifs et pousse de petits cris, on lui donne une potion d'hydrate de chloral.

Elle meurt le dixième jour.

OBSERVATION V (Traduction personnelle).

(Krause. *Central. f. Gynæk*, 1897, p. 422, n° 16).

Enfant bien développé, tête normale, dans la région lombaire on constate un spina bifida de 16.5 centimètres de circonférence, 19 millimètres de long, 64 millimètres de large ; à la base de la tumeur, la peau est normale, elle s'amincit à mesure qu'elle gagne le sommet où elle est remplacée par une mince pellicule transparente. L'orifice anal est plus grand qu'à l'état normal ; prolapsus de la muqueuse.

On constate que les membres inférieurs réagissent à peine au pincement ou à la piqûre. Les muscles sont flasques. Les organes génitaux externes normaux, les grandes et petites lèvres bien développées. A la vulve on voit un corps allongé recouvert de muqueuse ; après examen plus complet on reconnaît un prolapsus de l'utérus. La cavité utérine = 45 millimètres. Hymen intact ; muqueuse vaginale rouge. Le prolapsus est réductible mais se reproduit aussitôt.

Opération du spina-bifida. Mort 8 jours après l'opération.

OBSERVATION VI

(Ballantyne et J. Thomson).

The american Journ. of Obstetric. Février 1897.

La malade était âgée de six jours quand elle nous fut présentée : c'était la plus jeune de cinq enfants, tous forts et normalement constitués. La grossesse de la mère n'avait été troublée par aucune maladie ni aucun accident. L'enfant naquit à terme le 15 décembre 1896. Sauf un spina-bifida et un double pied bot, elle semblait bien portante : les fonctions de la vessie et de l'intestin étaient régulières, mais la digestion paraissait médiocre.

Le 17 décembre, le spina-bifida se rompit et le lendemain on constata, pour la première fois, le prolapsus de l'utérus qui semblait occasionner une douleur continuelle et des tiraillements. Depuis le moment de son apparition à la vulve, l'utérus demeura constamment prolabé.

Quand nous vîmes l'enfant pour la première fois, le 21 décembre, nous pûmes faire les constatations suivantes :

1o A la région lombaire on remarquait un spina bifida rompu, mesurant à sa base 1 pouce 1/2 (38 millimètres) de diamètre;

2o A la vulve on pouvait voir une masse rouge, ressemblant absolument à un intestin hernié et saillant de 3/4 de pouce environ (19 millimètres). Un examen attentif permit de reconnaître que cette masse était le col hypertrophié de l'utérus et les parties adjacentes de la paroi vaginale.

Du col de l'utérus coulait abondamment une sécrétion gélatineuse. Une sonde introduite dans le col pénétra facilement à 1 pouce 3/4 (45 millimètres).

Tout autour du col prolabé on pouvait introduire la sonde dans le vagin à une profondeur d'environ 1 pouce (25 mil. 5).

Une légère pression suffit à réduire le prolapsus, mais il se reproduisait de suite dès qu'on cessait de le maintenir;

3o L'anus faisait une saillie anormale et son orifice était quelque peu béant : le doigt introduit dans le sphincter n'était nullement serré;

4o Il y avait un talus-varus considérable des deux côtés. La rotule manquait à droite, mais existait à gauche.

On ne constatait aucune anomalie du côté de la tête ni des organes thoraciques ou abdominaux, mais l'enfant était évidemment d'une grande faiblesse.

On réduisit le prolapsus que l'on maintint avec un tampon de coton tenu en place par des bandes de diachylon qui rapprochaient les fesses. L'enfant parut soulagée, mais sa faiblesse augmentait d'instant en instant et elle mourut à 5 h. 1/2 du soir le 22 décembre.

A l'autopsie faite le lendemain 23 décembre : cœur, poumons, foie, rate, reins, estomac, intestins : *normaux*. On retint le bassin et le tiers inférieur de la colonne vertébrale et cette pièce fut placée dans la glace en vue d'un examen plus complet.

OBSERVATION VII

(Ballantyne et J. Thomson. Mac Vicar).

L'enfant était née à terme le 17 juillet 1896. Sa mère, une primipare de 24 ans, était mariée depuis neuf ans avec un homme âgé aujourd'hui de 43 ans. L'enfant naquit les jambes fléchies sur l'abdomen, les genoux étendus et les plantes des pieds en contact. A la région sacro-lombaire existait un spina-bifida flétri qui s'était probablement rompu pendant le travail et d'où sortait un liquide clair. Il était sessile, et sa base presque circulaire, avait une circonférence de 5 pouces (13 centimètres).

Sa paroi était formée d'une membrane raide qui se continuait sans ligne de démarcation précise, avec la peau de coulour rouge vif. Sur la ligne médiane du kyste existait une dépression verticale, en-dessous de laquelle on pouvait sentir un corps cordiforme. L'enfant criait dès qu'on appuyait en ce point.

On ne trouvait de rotule ni d'un côté ni de l'autre et les jambes étendues au moment de la naissance étaient fortement fléchies. Il existait un double pied bot talus et on sentait un dépression profonde à l'union du premier métatarsien avec le cunéiforme interne. Pas d'hydrocéphalée, pas de perforation du palais.

Le lendemain de sa naissance le Dr Mac Vicar dans le service duquel était l'enfant, remarqua une masse rouge, ronde, uniformément épaisse, faisant saillie à la vulve d'au moins 1/2 pouce (13 millimètres). Cette tumeur, qui n'existait pas au moment de la naissance était l'utérus prolabé. La portion vaginale était ronde, et l'orifice externe transverse avec un sillon à chaque extrémité. On pouvait passer une sonde entre la paroi vaginale et le col prolabé. La réduction du prolapsus était possible, mais il se reproduisait au moindre cri de l'enfant. Le vagin était ample et admettait le doigt médius. L'hymen était circulaire.

Il n'y avait pas de sillon interfessier. Les fesses formaient une sorte de pyramide avec l'anus au sommet. La muqueuse rectale était légèrement inversée : la peau était froncée autour de l'anus, dans lequel on pouvait facilement introduire le petit doigt qui ne sentait plus la contraction du sphincter.

L'enfant rendait de temps en temps du méconium et de l'urine.

On ne peut constater aucun mouvement des articulations inférieures à partir du genou : on pouvait pincer les muscles des jambes sans provoquer de mouvement ni de signes de souffrance.

Le chatouillement de la face antérieure de la jambe provoquait une légère flexion des cuisses.

On mit un tampon de coton sur le spina-bifida qui se remplissait de nouveau et dans le vagin un autre tampon maintenu par un bandage.

L'enfant vécut jusqu'au 23 juillet, mais le prolapsus utérin se reproduisait constamment : le col était très congestionné et le spina-bifida se sphacélait.

Le 23, l'enfant ne cessa pas de crier ; elle se cyanosait par moments et le matin du 24 on la trouva morte dans son berceau.

OBSERVATION VIII (Trad. personnelle).

Hansen (Lägerdorf)

Prolapsus complet de l'utérus chez un nouveau-né. —
Spina-bifida.

Je fus appelé par une sage-femme auprès d'une III-pare
de 23 ans parce que l'accouchement n'avançait pas. A mon
arrivée la sage-femme m'annonçait qu'elle ne pouvait pas bien
déterminer la présentation qu'elle croyait être une présentation
céphalique. Pendant que je me désinfectais les mains, la sage-
femme se livra à un nouvel examen pendant lequel il s'écoula
une forte quantité de liquide et le siège de l'enfant se présenta
suivi bientôt du restant du corps. Après un examen plus détaillé
je découvris sur le dos de l'enfant un spina-bifida de la grosseur
d'un œuf d'oie avec une déchirure latérale de deux centimètres et
écoulement do liquide cérébro-spinal. C'est la diminution de
cette tumeur qui avait facilité la descente du siège et déterminé un
accouchement spontané. Comme cette déchirure pouvait être
une porte d'entrée pour l'infection, j'opérai la tumeur en enlevant
de chaque côté une partie de la peau avec l'épithélium et réunis
les deux bords. Après l'opération, il s'écoula encore un peu de
liquide cérébro-spinal, sans autre accident. L'enfant prit bien
le sein. Cependant l'anus proéminait, les jambes étaient fléchies,
on ne les mobilisa pas. Il n'y avait point d'équinisme.

Deux jours après je fus rappelé auprès de l'enfant parce qu'il
était sorti quelque chose.

A mon grand étonnement je constatais un prolapsus complet de l'utérus. Une pression sur la paroi abdominale détermina la sortie de l'utérus entre les lèvres sur une longueur de 3 à 4 centimètres ; la paroi vaginale sur une longueur de 2 cm. 5 est fortement rougie, une grande quantité de sérosité s'écoule du canal cervical, elle est jaunâtre. Une sonde de 2 millimètres de diamètre pénètre dans la cavité utérine à une profondeur de 3 centimètres. L'utérus se laisse facilement réduire mais réapparaît immédiatement, on ne parvient pas à le tenir réduit au moyen d'un tampon de coton.

L'enfant ne présentait pas d'autres symptômes.

L'anus reste béant et les matières fécales s'écoulent à chaque instant. Les lèvres de la plaie se réunissent à l'exception d'une petite ouverture qui laissa s'écouler une grande quantité de liquide dans le pansement.

L'enfant mourut le neuvième jour.

Conclusion. — Je considère le prolapsus de l'utérus comme une conséquence du spina-bifida parce que tous les cas de prolapsus utérins sont jusqu'ici tous compliqués de spina-bifida.

Dans mon cas, j'ai eu l'impression que le prolapsus a une cause centrale, mais je ne puis me l'expliquer.

La nutrition incomplète des organes du bassin, la disposition du tissu adipeux, le relâchement de l'appareil suspenseur de la matrice (causes qu'admet M. Krause) ne sont pas pour moi les seules causes du prolapsus utérin.

OBSERVATION IX (Trad. personnelle).

Radwansky. *Munch. Medizinische Woch. J.*, 1898,
II, p. 55 (Weissenhorn).

Prolapsus complet de l'utérus chez un nouveau-né.

Dans le n° 38 v. *Jahrg. der M.*, M. W. Hansen publie un nouveau cas de prolapsus utérin chez un nouveau-né.

A cause de la rareté de cette anomalie congénitale je me crois autorisé à publier le cas que j'ai observé l'année dernière, surtout qu'il n'était lié à aucun état pathologique du système nerveux et se termina par la guérison.

Au mois d'avril l'année dernière le bourrelier B..., du district A. de Neu-Ulm, me pria de voir son enfant né d'hier qui, d'après les dires de la sage-femme, devait avoir un prolapsus congénital de l'utérus.

Voyant cet enfant le 12 avril je découvris entre les lèvres de la vulve une tumeur arrondie de 4 centimètres de longueur qui n'était autre que l'utérus dont le fond était sorti de l'entrée du bassin.

La portion vaginale était œdématiée de la grosseur d'un doigt d'homme et très rouge. Sur le col on constate un abcès de la grandeur d'une pièce de 20 centimes contenant du pus.

Cet abcès était certainement le résultat d'une irritation produite par le frottement ou la souillure de l'urine et des selles de l'enfant. Une sonde pénétrait à 3 centimètres dans la cavité utérine.

Quoique la réduction de la tumeur fût facile, elle se reproduit à chaque contraction de la paroi abdominale et à chaque effort pour aller à la selle.

J'essayai une fois de maintenir un moment à l'aide du doigt la réduction, immédiatement il se produisit une selle et après éloignement de mon doigt l'utérus fut projeté avec force à l'extérieur à tel point que le fond de l'organe apparaissait à la vulve. Un tampon de coton que j'avais introduit fut repoussé également. Je me bornais donc à faire laver les parties herniées avec de l'eau boriquée et à recouvrir le tout avec un pansement à la vaseline boriquée.

Je revis l'enfant trois jours après et constatai que l'utérus était rentré un peu dans le bassin ; la portion vaginale était moins enflée.

Dix jours après, l'utérus ne dépassait plus que de 5 centimètres la vulve.

Six mois après la portion vaginale paraissait comme aplatie par les côtés mais la muqueuse restait encore rouge, et on l'aperçoit encore en écartant fortement les lèvres, l'orifice externe conserve une longueur de 75 centimètres et n'est pas transversal, il se dirige de haut en bas. Il ne reste donc plus qu'un abaissement de l'utérus.

Quoique mon cas ressemble comme symptômes aux autres cas de ce genre, il s'en distingue cependant en cela que l'enfant né à terme ne présenta ni spina-bifida, ni hydrocéphalie, n'était pas amaigri, mais qu'il présentait un développement normal. L'enfant se porte très bien.

Comme cause je crois devoir admettre le relâchement de l'appareil suspenseur.

OBSERVATION X

Doléris. *La Gynécologie*, 1898.

Le vendredi 18 mars, on amène à la consultation à l'hôpital Boucicaut un enfant né le matin à terme, par le siège. Il est du sexe féminin et présente des malformations multiples.

Une tumeur siégeant à la région lombaire, paraissant avoir été de volume d'une petite orange, mais actuellement flétrie est réduite à son enveloppe.

Celle-ci est constituée par la peau, d'aspect normal, dans la région où elle se continue avec le tégument de la région lombaire, très amincie et même ulcérée dans la partie qui formait le sommet de la tumeur.

Elle présente de plus en cet endroit de petites saillies papuleuses vasculaires dont une surtout bien développée, a les dimensions d'une pièce de 5o centimes.

Il s'écoule de la tumeur pendant les cris de l'enfant, un liquide roussâtre, quelquefois du sang pur, par gouttelettes.

En tendant la peau, on peut avoir une idée de la forme primitive qui devait être globuleuse rattachée par une partie plus étroite à la région lombaire dont elle occupe la ligne médiane.

On sent au-dessous d'elle les arcs vertébraux incomplets produisant de légers craquements pendant les cris de l'enfant.

Il s'agit d'un spina-bifida lombo-sacré type (myélo-méningocèle) en voie de sphacèle sur certains points.

2° L'anus est difforme, il a plutôt la forme d'une fente antéro-postérieure béante. La muqueuse ano-rectale forme un bourrelet saillant à l'extérieur;

3° La vulve, normalement conformée, est entr'ouverte. A chaque cri de l'enfant on voit descendre une petite masse rougeâtre du volume d'une noisette, lisse, qui tend à faire saillie au dehors, mais qui remonte légèrement dans l'intervalle des cris ; on peut, du reste, la réduire avec le doigt.

4° Deux pieds bots en varus équin, l'équinisme étant très peu prononcé.

On ne pouvait songer à une intervention immédiate, vu l'inflammation probable du kyste ouvert sur plusieurs points. La complexité des lésions qui dénotait un trouble profond des fonctions distrophiques et motrices de la région inférieure du sujet ne laissait d'ailleurs pas grandes chances de succès.

Pansement à la poudre d'acide borique sur le spina-bifida avec un bandage légèrement compressif.

21 mars. — Les parents renvoient l'enfant à l'hôpital réclamant une intervention.

Cette fois le prolapsus utérin est complet.

On voit, en effet, sortir de la vulve la tumeur cervicale arrondie plus volumineuse que la veille, en forme de battant de cloche, infiltrée et turgide. Une saillie circulaire du vagin l'entoure comme un anneau, de coloration moins vive.

Par la palpation pratiquée à la racine de la tumeur, profondément, on sent un corps cylindroïde ferme qu'on reconnaît pour être l'isthme de l'utérus ou le segment du corps immédiatement situé au-dessus de lui.

Le diagnostic semblait être formulé ainsi :

Prolapsus utérin et colpocèle, avec énorme hypertrophie du col entouré circulairement par les parois vulvaire et vaginale inférieure éversées et herniées, vagin supérieur et culs-de-sac conservant leur siège normal.

Flaccidité complète des membres supérieurs, le chatouillement et le pincement n'éveillent pas de réflexe. Mort.

A l'autopsie on remarque que la lésion est plus complexe puisqu'au prolapsus et à l'hypertrophie du museau de tanche s'ajoutait l'allongement atrophique de tout le segment vaginal du col, combinaison plus rare encore que chacune des deux anomalies isolées qui la constituent, et qui elles-mêmes sont d'une extrême rareté.

OBSERVATION XI (Traduction personnelle).

(H. R. Andrew's. *Trans. of the Soc. Obst.* of London 1900, tome XLII).

Imperforation du rectum et prolapsus congénital de l'utérus.

A la naissance l'enfant était d'apparence normale ; quelques heures après une tumeur rouge apparut à la vulve, et lorsque quarante-huit heures plus tard on l'examina on vit une tumeur au niveau de la région anale ressemblant tout à fait à un prolapsus du rectum. Elle était environ du volume d'une orange, congestionnée, saignant facilement, et présentant des amas de mucosités séparés par des sillons profonds couverts de sang. A... pensa tout d'abord qu'il s'agissait d'un cas d'inversion de la vessie d'autant plus que le doigt pouvait être passé dans le vagin derrière la masse, mais après un examen plus approfondi il fut possible de découvrir au-devant de la tumeur le méat urinaire. La tumeur était irréductible dans le vagin et formée par le col utérin très tuméfié.

L'abdomen était très distendu, l'anus admettait le bout du doigt mais le rectum était imperforé. On pratiqua une colotomie inguinale gauche, ce après quoi le col put être réduit. Le prolapsus se reproduisit, mais la pression le réduisait à nouveau. Au bout d'une semaine l'utérus restait en place sans aucune pression. L'enfant ne présentait point d'autre anormalité. Il mourut au bout de douze jours. La pièce montre un col considérablement tuméfié.

Les cas de prolapsus congénital de l'utérus sont rares ; le cas présent dans lequel il n'existait pas de spina-bifida porte le nombre de ceux rapportés à dix.

CAS XII

Bürger. *Soc. de Gyn.* de Vienne, 15 décembre 1903.

Prolapsus de l'utérus chez un enfant de 14 jours avec atrophie des muscles pelviens et parésie des membres inférieurs.

ÉTIOLOGIE — PATHOGÉNIE

Les causes du prolapsus chez les vierges et les nullipares sont prédisposantes ou déterminantes.

Toutes les causes de débilitation générale : anémie, chlorose, maladies infectieuses ou nerveuses, amaigrissement, travaux pénibles, etc., exercent sur la statique des organes pelviens la même influence que sur celle des organes abdominaux et en préparent la ptose.

Pichevin et Bonnet ont vu évoluer, en quelques mois, un prolapsus presque complet chez une jeune femme à la suite d'une crise grave de goitre exophtalmique accompagné d'amaigrissement excessif. M. Bouilly insiste justement sur le rôle capital que joue la dystrophie des tissus dans le relâchement des ligaments et la descente de l'utérus. M. Tuffier dans une leçon clinique, en 1894, avait déjà signalé la coïncidence fréquente du prolapsus avec l'entéroptose, l'abaissement du rein et de la paroi abdominale et même un certain degré de dégénérescence psychique.

M. Doléris a été incontestablement le premier à mettre en évidence l'action paralytique nerveuse sur la production des ptoses. La relation de ses observations, le rappel qu'il en a fait au congrès de Boulogne en 1894 en sont une preuve évidente.

M. Reynier, dans le même sens, attribue cette perte de tonicité musculaire à une sénilité précoce du système nerveux.

La sénilité par l'atrophie de l'appareil génital, du tissu-cellulaire (Hoffmeier), l'hérédité (Doran), les professions debout pénibles, à efforts, la constipation habituelle, etc... sont autant de causes adjuvantes.

La conformation du bassin joue son rôle aussi dans la production des prolapsus. A égalité de résistance des tissus, certaines femmes sont plus prédisposées que d'autres. Le périnée est plus ou moins long et la vulve est plus ou moins rapprochée du pubis ; le vagin lui aussi peut avoir des dimensions plus ou moins grandes. Trélat a surtout insisté sur ces particularités *(Clin. chirurg.)*.

Rüter attribue aux courbures de la colonne vertébrale et à l'inclinaison secondaire du bassin une part importante dans cette prédisposition : Lorsque le détroit supérieur est voisin de l'horizontale, la pression abdominale s'exerce bien plus énergiquement sur les organes pelviens. C'est dans ce degré d'inclinaison qu'il trouverait l'explication que certaines femmes échappent au prolapsus malgré une déchirure importante du périnée.

Il faut citer encore l'inflammation génitale en général, la métrite et la vaginite qui diminuent la tonicité des tissus, les tumeurs utérines qui aug-

mentent le poids de l'organe, les tumeurs du voisi-
nage qui exagèrent la pression abdominale.

L'effort brusque et violent peut lui aussi produire
le prolapsus aigu : Trélat a démontré qu'il marquait
souvent le début du prolapsus progressif. Il est
occasionné par une chute, des vomissements, des
crises convulsives, etc. Mais la vraie cause déterminante c'est l'effort insensible et infiniment répété
auquel obligent les fonctions physiologiques (défécation, miction) les incidents pathologiques (toux,
catarrhe, etc.), l'ascension des escaliers, l'exercice
des professions debout, etc.

En somme le prolapsus est « préparé » par l'affaiblissement successif ou simultané de cause générale
ou locale, congénitale ou accidentelle, des moyens
de fixité de l'utérus, et déterminé brusquement ou
progressivement établi par la pression abdominale.

PATHOGÉNIE

Voyons d'un peu plus près les diverses opinions émises sur la pathogénie du prolapsus utérin chez les vierges et les nullipares.

Scanzoni est le premier qui se soit occupé de cette question. Pour lui les causes prédisposantes suffisent en elles-mêmes pour amener petit à petit la chute de la matrice ; mais souvent diverses causes traumatiques, des coups sur le ventre, une secousse violente après une chute sur le siège, des efforts subits des muscles abdominaux soit pour tousser, faire effort, etc., concourent toutes au même résultat, c'est-à-dire pousser avec plus ou moins de force et de vitesse l'utérus vers le détroit inférieur du bassin. La leucorrhée et les excès de coït peuvent aussi produire un relâchement considérable des parois du vagin.

Pour Courty, la chute de la matrice tient moins à la matrice elle-même qu'aux organes qui la soutiennent et à ceux qui la maintiennent ou la retiennent dans sa situation. Il attribue tout aux ligaments utéro-sacrés qui, ou bien se rompent soit par excès de la tension que l'utérus, dans le cas d'une chute ou d'un effort, a exercée sur eux, ou bien se laissent distendre soit par la persistance d'action du poids de la matrice, soit par la répétition des efforts produits par la constipation par exemple ou par la pression exercée sur les organes abdominaux qui tendent à abaisser l'utérus.

Les expériences de MM. Legendre et Bastien permettent même de donner approximativement la mesure de la force qui est nécessaire pour produire l'abaissement et la chute de l'utérus et pour annihiler ou détruire la résistance de ses attaches. Avec une force de vingt à vingt-cinq kilogrammes, ils ont pu amener le col à la vulve et avec une force de cinquante kilogrammes ils ont pu produire le prolapsus.

Henri Bennet, lui aussi, a cherché à expliquer les causes de cet abaissement, il croit avoir trouvé la solution dans l'inflammation. Pour lui, l'inflammation figure donc au premier plan, faisant graviter autour d'elle toutes les autres altérations.

Huguier, de son côté, et il est le premier qui ait fait cette remarque, attire l'attention sur l'hypertrophie du col; mais il dit qu'il peut néanmoins y avoir prolapsus sans élongation du col.

Sur soixante-quatre cas de prolapsus recueillis dans une période de quinze ans, Huguier n'a trouvé que deux cas dans lesquels il y eut une véritable chute complète de la matrice hors du bassin sans hypertrophie sus-vaginale du col. Huguier regarde la plupart des cas de chute de matrice comme de simples renversements du vagin poussé peu à peu vers la vulve, au niveau et en dehors de cet orifice, par l'élongation progressive du col de la matrice. Il est certain bien que la maladie signalée par Levret, oubliée par la plupart des gynécologues, doit occuper une place dans le domaine pathologique.

Aran en mesurant dans plusieurs cas le même utérus alternativement avant et après la réduction du prolapsus fait remarquer qu'il peut y avoir une élongation apparente et momentanée. L'hypertrophie peut, dans quelques cas, être consécutive à l'abaissement et en être l'effet au lieu de la cause. Il fait jouer un rôle considérable à la congestion et à la fluxion utérine.

Dans l'observation que nous possédons de Aubinais, il semble ressortir que le *primum moveus* furent les secousses imprimées par les organes abdominaux sur la matrice, le prolapsus s'est produit tout d'un coup, car nous lisons que la matrice fut précipitée à la vulve. Ce cas rentrerait donc dans la catégorie des prolapsus aigus, car Aubinais l'a observé chez une paysanne d'une brillante santé et dont la moralité était à l'abri de tout soupçon.

Pourtant le prolapsus, du moins l'abaissement et la descente, peuvent être observés chez les jeunes filles soit par l'effet d'une disposition congénitale, d'une laxité originelle des ligaments. Fl. Churchill, Saviard, Mauriceau et Chopart en ont rapporté des exemples.

Linas, élève de Nonat, cherche à expliquer cet état morbide comme dérivant de l'inflammation et avant lui Lisfranc prétendait que l'engorgement était pour lui l'origine de toutes les maladies ; tous les troubles de la menstruation, dit-il, la leucorrhée comme la chlorose abaissent le col.

Dans l'observation que Veit de Bonn a publiée en 1876 il dit qu'il n'y a pas dans le cas qu'il a observé un relâchement des ligaments suspenseurs, car il n'est pas question d'une traction du vagin sur l'utérus. Mais il croit que l'utérus augmenté de volume et de poids, car la fille était au moment de la puberté, ait produit un relâchement des ligaments suspenseurs et par suite un prolapsus ; d'autre part, il est cependant difficile d'admettre que l'utérus augmenté de volume soit prolabé parce qu'il n'a pas trouvé de quoi se loger dans cet abdomen exiguë. Cependant la configuration du squelette doit jouer un rôle dans sa production.

Au Congrès de gynécologie de 1879 Nathan Bozeman de (New-York) fait remarquer que les forces qui sont régulièrement distribuées et s'équilibrent sur l'utérus sont de deux sortes : les unes sont expulsives et les autres sont des forces de résistance. Les premières sont produites par les muscles inspirateurs et les muscles abdominaux, les secondes sont celles qui soutiennent l'utérus et celles qui forment le plancher périnéal.

A l'état de santé les forces de résistance contrebalancent les forces expulsives, mais lorsque la maladie vient à altérer ces forces de résistance, l'équilibre est rompu et l'utérus n'étant plus régulièrement soutenu commence à tomber à l'état de prolapsus.

R. Barnes a vu le prolapsus chez les vierges causé : 1° par des attaques d'épilepsie ; 2o par de violents accès de toux, par le tiraillement exercé par une chute sur les fesses ou par une collision de chemin de fer.

Il relate le prolapsus aigu produit par une violence soudaine qui tend à rejeter l'utérus et les organes pelviens hors du bassin. La chute de l'utérus peut encore se produire par un exercice exagéré au moment des règles alors que l'état local se rapproche de celui de l'accouchement.

A peu près à la même époque Roberton et Witehead ont observé un prolapsus chez une jeune fille de 15 ans qui avait eu une grosse peur.

Les violents efforts défécateurs nécessaires pour surmonter un rétrécissement organique du rectum ont été mis en cause par Mac Clintock, il dit avoir vu trois cas de ce genre et est certain que le déplacement résultait uniquement de ces violents efforts.

Doran a remarqué que dans les familles atteintes de prolapsus il se trouvait souvent d'autres sujets atteints de hernies ou de prolapsus génitaux.

La résorption du tissu graisseux et l'atrophie de l'appareil génital peuvent d'après Martin amener le prolapsus. La même influence appartient aux maladies consomptives, tuberculose, choléra et la dysenterie ; il en est de même des anomalies de forme et de situation. Pour lui l'onanisme doit aussi être considéré comme un des facteurs du prolapsus utérin et il relate un cas observé chez une jeune fille hystérique adonnée à la masturbation. L'hypertrophie de la portion sus-vaginale due à une altération pathologique de la muqueuse est quelquefois en cause, la preuve en est fournie par les prolapsus aigus qui surviennent au moment de l'acné du processus phlegmasique.

La notion de l'effort, du déplacement brusque, est manifeste, dit Trélat, et on comprend difficilement que des organes jeunes et résistants, bien conformés, bien musclés, puissent subir une altération aussi grande que celle produite par le prolapsus chez les vierges ou les nullipares. Il faut admettre une disposition individuelle particulière, une laxité, une faiblesse congénitale des moyens de fixité de l'appareil génital ; l'hérédité semble même souvent jouer un rôle et la malade qui est le sujet de son observation raconte formellement que sa mère morte à 32 ans portait constamment un pessaire. Le teint blanc mat, la mollesse générale des tissus de la nullipare viennent en effet témoigner de la débilité générale de l'appareil musculaire.

Au Congrès de Boulogne, en 1894, M. Doléris dit que le système nerveux est en cause primordiale, nous reprendrons sa manière de voir à la fin de ce chapitre.

Au Congrès de Chirurgie de 1896 M. Reynier rattache le prolapsus à une débilité toute particulière du système nerveux ; quelquefois même c'est un trouble inopiné et temporaire du système nerveux qui se produit. Par ce trouble le releveur de l'anus, soit qu'il ait perdu sa tonicité musculaire, soit qu'il se soit atrophié, ne remplit plus son rôle de sphincter fermant en bas la cavité abdominale et, ne soutenant plus l'utérus, le laisse prolaber.

Dans les trois cas personnels qu'il a observés, deux fois le prolapsus a été causé par une infection dans laquelle la moelle était prise d'une façon très évidente. L'infection était une fièvre typhoïde dans deux cas. Ces faits montrent bien que le prolapsus utérin peut se produire sans déchirure du périnée et qu'il est causé surtout par le relâchement des fibres musculaires de soutien de l'utérus et des parties supérieures du vagin, fibres musculaires dépendant du releveur de l'anus.

Dans le troisième cas il faut considérer le surmenage et la dépense trop grande de force nerveuse comme cause prédisposante.

Dans son rapport M. Bouilly insiste sur la flaccidité des parois, sur la mollesse des masses musculaires et en particulier de la face interne des cuisses ; il s'agit de véritables dégénérées du tissu musculaire, de vraies dystrophiques dont toutes les sangles sont flasques, réduites pour ainsi dire à l'adossement des muqueuses vaginale et rectale. Le prolapsus débute par le manque de soutien inférieur. Le périnée doit présenter une résistance et une tonicité telle qu'il existe un contact parfait et constant entre les parois vaginales antérieure et postérieure, que le vagin ne soit qu'une cavité virtuelle. La descente primitive de l'utérus avec intégrité du vagin et du périnée est excessivement rare.

A ce même Congrès M. Tuffier insiste sur la coïncidence fréquente d'entéroptose, d'abaissement du rein et même d'un certain degré de dégénérescence psychique.

Pour M. Richelot, c'est à l'arthritisme qu'appartient ce relâchement des tissus fibreux ; c'est lui qui donne non seulement la descente de l'utérus, mais encore les ptoses diverses, les hernies, l'abaissement du rein, les troubles de l'estomac, la neurasthénie. Quant au mécanisme du prolapsus il importe de savoir que c'est le vagin qui descend et non l'utérus qui pousse. Je ne comprends pas, dit-il, « la descente primitive de l'utérus avec intégrité du vagin et du périnée », même à titre exceptionnel, même dans le cas de « prolapsus aigu survenant chez des vierges ou des nullipares survenant comme des hernies de force ». La descente se fait progressivement par insuffisance du plancher périnéal et cette propulsion est favorisée par la mollesse des tissus. Les malades atteintes de prolapsus sont pour lui des « dégénérées du tissu musculaire ». Les prolabées étaient prédisposées de par leur état diathésique.

Dans ces dernières années M. Coffart de Lille eut l'occasion d'observer un cas de prolapsus ; il admet comme cause prédisposante une hérédité dont on peut retrouver les traces dans la famille. Le père portait en effet une hernie double, la mère porte une hernie gauche. Quant aux enfants, l'aîné porte une hernie inguinale congénitale. Le quatrième enfant fait l'objet de notre observation. Coffart s'est arrêté à cette idée : Prédisposition du bassin par affaiblissement congénital des tissus comme cause prédisposante principale, à laquelle on peut joindre la constipation, celle-ci par dilatation de l'ampoule rectale, aidant un peu au déplacement des organes pelviens. Mais il fallait l'effort comme cause déterminante. « C'est dans l'association de ces deux facteurs, l'effort d'une part et la lésion initiale, que l'on trouve la clef du mécanisme qui aboutit à la production du prolapsus. »

D'après M. Doléris il faut tout d'abord établir une distinction capitale et primordiale entre les divers genres de prolapsus. Ce sont en premier lieu ceux qui résultent de traumatismes spontanés brusques, de traumatismes lents, opérés par la distension des divers points du tractus génital ; ceux enfin à l'origine desquels on trouve une inflammation grave du bassin ayant modifié la tonicité musculaire des divers appareils ligamenteux.

En second lieu on trouve les prolapsus qui dérivent exclusivement d'un défaut de résistance constitutionnelle dérivant de la qualité même des tissus qui les met dans des conditions d'infériorité de l'effort normal, de la fatigue modérée, ou même de l'effort excessif au point qu'ils cèdent par atonie au lieu de répondre à une hypertrophie adéquate, au

travail qui leur est imposé. L'infériorité fonction-
nelle chargée de maintenir la statique pelvienne est
dans cette deuxième catégorie dépendante de leur
infériorité, non seulement qualitative, mais aussi
quantitative, congénitale en quelque sorte et de leur
inaptitude à l'amélioration et à l'accroissement par
voie trophique en présence d'un surcroît de travail à
effectuer. Comme il s'agit ici d'éléments musculaires, on peut traduire le phénomène qui finalement
marque l'échec des soutiens et des supports actifs de
l'appareil génital par le terme de non-compensation,
de méiopragie, imaginé par Potain pour le cœur.

Il est indispensable de préciser, ainsi que le fait
M. Doléris, les conditions dans lesquelles elles peuvent se produire avant de pénétrer dans l'intimité
de leur mécanisme. Il faut d'abord dire qu'elles sont
plus particulièrement le résultat d'un déséquilibre nerveux général ou local qui domine toute leur histoire.
Il importe donc d'établir que c'est dans l'élément
nerveux et dans l'élément musculaire que se trou-
vent les deux termes essentiels du problème à résou-
dre. Cette donnée serait tout à fait incomplète si
l'on n'y ajoutait l'élément vasculaire qui joue un
rôle dans le tonus musculaire et dans la statique
pelvienne, car les vaisseaux fonctionnent à l'instar
des muscles à fibres lisses et subissent de la part du
système nerveux central et périphérique des influen-
ces similaires ; il est donc légitime de faire figurer
l'appareil vasculaire génital à côté des muscles invo-
lontaires pour marquer l'identité des effets produits

et l'interprétation de certains symptômes qui se rencontrent.

En somme l'élément nerveux,

l'élément musculaire,

l'élément vasculaire,

représentent bien la trilogie des causes déterminantes.

Les tissus élastiques, fibreux et celluleux qui occupent l'excavation pelvienne, soit à titre de cordons ligamenteux en combinaison avec l'élément musculaire lisse, soit comme cloison ou plan aponévrotique sous-tendant les muscles, soit comme tissu unissant et isolant, doivent être considérés à un point de vue assez différent.

De même le tissu adipeux plus ou moins abondant qui capitonne la partie pelvienne à l'état normal.

Ces trois ordres, quoique d'ordre passif, ont un rôle important à jouer dans la structure pelvienne. Lorsqu'ils viennent à être appauvris, diminués notablement, les ptoses en sont facilitées d'autant.

Sous l'influence de la dystrophie générale qui accompagne certaines névropathies à la suite de ces *crises singulières d'amaigrissement* rapide qui s'observent parfois chez les neurasthéniques, à la disparition, plus ou moins complète du pannicule adipeux succèdent :

1o Une diminution relative de la masse contenue dans le bassin et une augmentation proportionnelle de la capacité pelvienne, d'où tendance à des changements de position des organes logés dans le pelvis, inclinaisons, luxations, affaissements ;

2º L'allongement et l'affaiblissement des tractus ligamenteux ;

3º L'amincissement des cloisons intermusculaires du plancher du bassin et une hypostase relative, dans la sphère de distribution des vaisseaux pelviens, qui favorise la congestion passive.

En résumé les ptoses génitales sont la conséquence de phénomènes paralytiques moteurs, vaso-moteurs et trophiques portant sur les éléments musculaires, vasculaires, fibreux et cellulo-adipeux, qui entrent dans la constitution de l'appareil génital et des divers éléments de soutien, de support, de vascularisation qui concourent à sa statistique et à sa nutrition.

Cette déduction pathogénique spécifie le rôle immédiat et direct exercé par le système nerveux sur le phénomène morbide.

Les phénomènes d'ordres paralytiques musculaires et vasculaires se rencontrent fréquemment chez les névropathes avérés, la dilatation atone de l'estomac, l'ectasie de l'appareil digestif chez les névropathes ne diffèrent pas beaucoup d'une atonie du vagin, d'un relâchement du sphincter pelvien ou d'une atonie paralytique des ligaments utérins.

De même les phénomènes vasculaires dus à la vaso-dilatation paralytique se retrouvent dans les phénomènes corrélatifs de congestion de l'appareil génital. Mais toutes les femmes atteintes de ptoses ne sont pas nécessairement névropathes et la plupart appartiennent au groupe des neuro-arthritiques héréditaires ou acquises. Ce qui semble confirmer la doctrine régnante et cadrer avec l'interprétation défendue par M. Glénard, de laquelle il résulte que le système nerveux central ne réagit pathologiquement que sous l'influence de la dyscrasie ou toxémie spéciale d'origine organique. Cette constatation devient surtout sensible et prend une portée énorme dans le cas de prolapsus chez les nullipares, même chez les vierges.

Ici, en effet, on ne peut invoquer ni traumas, ni grossesses répétées, ni subinvolution, ni erreur d'hygiène post-partum. Il faut de toute nécessité accorder à la constitution héréditaire ou acquise une importance capitale. Or, quand on voit que ces malades sont filles de goutteux, de névropathes, de cardiaques, d'hépatiques, etc., qu'en outre elles ont déjà présenté des manifestations caractéristiques qui les classent parmi les dégénérées de cette espèce, il est impossible de méconnaître l'affiliation entre la tare constitutionnelle et la ptose génitale, que rien d'autre ne vient expliquer.

Une autre preuve démonstrative de l'influence paralytique nerveuse sur la production des ptoses, c'est l'action de la moelle lombaire révélée par la ptose génitale alliée à d'autres ptoses : hernie de rectum, paralysie des membres inférieurs, etc., dans le *spina-bifida*. Toutes les observations de spina-bifida corroborent d'ailleurs partout la coïncidence de la ptose génitale avec le défaut de segment médullaire.

Schrœder avait signalé cette coïncidence pour la rétroversion. Alexander l'a mise en relief encore davantage.

Le rôle de l'innervation trophique ressort de ces deux faits :

1º La fréquence des ptoses à la suite de l'amaigrissement excessif et rapide ;

2º L'impossibilité absolue ou la diminution, suivant le cas des développements musculaires compensateurs.

Il est probable que la cause première de l'amaigrissement contribue aussi à la ptose directe.

Cette ptose n'a rien d'étrange quand on sait que ces crises dystrophiques sont le plus souvent sous l'influence des phénomènes nerveux, apparaissent chez des névropathes et coïncident avec des symptômes caractéristiques de neurasthénie.

Chez ces malades qui présentent un tonus nerveux insuffisant, le tonus musculaire disparaît vite et c'est par le dépérissement que s'accuse l'effet des efforts physiques exagérés. On rencontre cet état chez les jeunes filles à constitution défectueuse et c'est chez elles qu'on assiste à ces exemples invraisemblables d'une ptose génitale ayant réussi à vaincre la résistance d'un vagin étroit et d'une vulve absolument vierge pour constituer, en définitif, une tumeur énorme et telle que rarement les grandes multipares en présentent de semblables.

Le rôle de l'innervation vasculaire primitif apparaît parfois à titre secondaire dans les ptoses vraies, mécaniques ou traumatiques.

Ce rôle des vaisseaux dans la statique utérine a été mis en relief par Rouget d'abord, par Emmet ensuite qui a comparé les ligaments à des treillages musculaires supportant des lacis vasculaires. L'anatomie récente confirme parfaitement cette disposition plexiforme ; que ces vaisseaux viennent à subir un état dystrophique continu sous l'influence d'une atonie vasomotrice et l'appareil ligamentaire se trouve notablement compromis et l'on voit la conséquence immédiate et désastreuse qui en résulte pour la résistance du plancher pelvien.

L'état congestif, en outre, a pour effet d'alourdir les organes qui prolabent, les muqueuses sont épaisses, congestionnées et saignent facilement. Dans l'épaisseur même des parois des voies génitales externes l'atonie musculaire amène un retentissement direct. Dans les cloisons utéro-vésicales et vagino-rectales, les mêmes phénomènes d'ectasie vasculaire amènent la flaccidité et le relâchement de ces moyens d'union.

En somme tous les auteurs sont d'accord pour reconnaître que, pour que le prolapsus de l'utérus puisse se produire, il faut tout d'abord une prédisposition spéciale le plus souvent congénitale. Leurs avis diffèrent seulement sur le mécanisme de production du prolapsus et sur les causes adjuvantes. Il faut donc qu'il y ait une dystrophie et une névropathie larvée qui donne à l'utérus une mobilité anormale. Puis interviennent les conditions habituelles de la statique (réplétion habituelle de la vessie et du rectum) les mouvements violents pendant les règles. A cette époque, en effet, le corps de l'utérus est gros, congestionné, plus lourd par conséquent ; cette augmentation de poids facilite sa flexion vers le sacrum et l'utérus vient se loger dans le cul-de-sac de Douglas ; là il rencontre un obstacle, le releveur de l'anus. Si celui-ci est sain l'on ne constatera que de la rétro-déviation ; si celui-ci est lésé soit par une chute violente, soit par l'effort fait pour soulever un poids très lourd, soit pour placer un objet pesant sur une étagère élevée, c'est alors que l'utérus franchira cet isthme.

Voilà ce qui se passe dans la production brusque.

Pour la forme lente le mécanisme est le suivant : le releveur de l'anus se relâche à la longue par l'accentuation quotidienne de l'effort, par la station debout et la constipation opiniâtre, la répétition fréquente ou continuelle de l'effort.

Dans cette forme une secousse tant soit peu forte suffira alors pour produire le prolapsus.

TRAITEMENT

Nombreux sont les traitements qui ont été préconisés contre le prolapsus chez les vierges et les nullipares. Cela se conçoit aisément, cette lésion revêtant des aspects si multiples et survenant chez des malades qui se présentent dans des conditions si diverses. Pour la commodité de l'exposé nous les diviserons en méthodes de traitement médical ou non sanglantes et en chirurgicales ou opératoires.

Parmi les premières nous citerons simplement la kinésithérapie, très employée en Allemagne, en Russie et surtout dans les Pays Scandinaves. Elle consiste en massage bi-manuel à travers les parois du vagin et l'abdomen, destiné à reconstituer la tonicité des ligaments utérins et des muscles du plancher périnéal : en mouvements d'élévation de l'utérus saisi à pleine main à travers les parois abdominales, pendant qu'un aide le soulève par le vagin, en mouvements actifs d'adduction et d'abduction des cuisses et en mouvements passifs imprimés par l'opérateur, pendant que la malade s'y oppose de toutes ses forces. Ce mode de traitement, peu utilisé en France, pourrait cependant rendre des services dans les cas spéciaux de prolapsus dont nous nous occupons, prolapsus caractérisés surtout par le relâchement primitif des moyens de suspension et de soutien.

Dans quelques rares observations, le repos seul avec la contention du prolapsus durant quelques jours a suffi pour obtenir une guérison durable. D'autres fois il a fallu recourir à la contention permanente.

Le traitement orthopédique est destiné à contenir les parties prolabées au moyen de pessaires.

Innombrables sont ces instruments qui doivent en principe soutenir l'utérus en prenant leur point d'appui sur le vagin et sur le périnée. Mais précisément dans les cas qui nous préoccupent, les parois vaginales et le périnée sont très relâchés ; il est donc facile de comprendre que ce ne sont que des moyens palliatifs dont le résultat est très aléatoire. Nous ferons remarquer toutefois que, dans l'un des cas personnels que nous relatons ainsi que dans une observation de Horlacher, un pessaire annulaire a suffi pour maintenir depuis un an un prolapsus complet chez une vierge. L'application de ce traitement orthopédique est donc forcément restreinte.

Pour ce qui est du traitement chirurgical les méthodes employées peuvent se diviser : en opérations de contention ayant pour but de rétrécir le vagin et de reconstituer le plancher périnéal ; en opérations de suspension destinées à suspendre l'utérus par ses ligaments ou par son corps ; enfin on a pratiqué aussi l'hystérectomie partielle ou totale.

Nous verrons dans un moment qu'il est utile dans

la plupart des cas de combiner une ou plusieurs de ces méthodes pour obtenir un résultat satisfaisant.

Les opérations de contention consistent en colporrhaphies antérieures suivant le procédé de Sims, d'Emmet, Hégar, Doléris, Stoltz, Fehling.

La colporrhaphie postérieure est rarement indiquée seule ; en effet, la lésion primordiale et principale réside surtout dans le périnée et la colpopérinéorrhaphie donnera alors de meilleurs résultats.

On peut employer soit les procédés d'avivement, soit ceux de dédoublement.

Ceux d'avivement procèdent presque tous de celui de Simon perfectionné par Hégar ; la forme de l'avivement varie suivant les auteurs. Martin fait deux colporrhaphies latérales et la périnéorrhaphie d'Hégar ; Fritsch et Hoffmeyer font des incisions latérales à concavité externe et antérieure. Bischoff conserve la colonne médiane du bassin, mais la libère de ses attaches profondes et la réunit aux incisions périnéales de façon à ce que la pointe de son lambeau vienne constituer la fourchette du nouveau périnée. Ziegenspek de Munich fait, après avivement, une myorrhaphie des faisceaux du releveur. Parmi les procédés de dédoublement, celui imaginé par M. Doléris, la colpopérinéorrhaphie par glissement donne les meilleurs résultats, surtout lorsqu'elle est combinée à la suture des releveurs ; c'est l'opération de choix dans la plupart des cas.

Toutefois nous ferons remarquer que par suite de l'extrême relâchement du plancher musculaire, par suite surtout de la pauvreté en fibres musculaires, la suture des releveurs ou de ce qui en reste n'est pas toujours aisée. Pourtant même avec des releveurs faibles ou peut arriver à faire une bonne contention.

Nous ne parlerons que pour mémoire des procédés de cloisonnement du vagin imaginés par Neugebauer, Spiegelberg, et Le Fort par Dubourg et par Freund ; comme aussi nous ne ferons que citer le procédé de Gubaroff qui circonscrit sur les deux parois antérieure et postérieure un quadrilatère au moyen d'une aiguille armée d'un crin de Florence, la constriction du fil détermine la formation d'un large repli transversal solide, le fil postérieur rapproche les bords du releveur, reconstituant le plancher pelvien.

Nous en arrivons maintenant aux opérations de suspension s'adressant les unes aux ligaments, les autres à l'utérus lui-même.

L'opération d'Alquié-Alexander qui consiste dans le raccourcissement des ligaments ronds ne peut, croyons-nous, donner de bons résultats dans les prolapsus qui nous occupent, puisqu'elle est pratiquée sur des ligaments éminemment relâchés et à mauvaise tonicité, de même aussi le froncement, la plicature intra-abdominale des ligaments ronds ne peuvent qu'améliorer partiellement le prolapsus.

La colpocystorrhaphie de Byford, l'hystérocystoventropexie de Kiriac ne s'adressant qu'à une partie seulement de la lésion ne peuvent donner un résultat appréciable.

L'hystéropexie abdominale en revanche, combinée avec le raccourcissement des ligaments ronds, peut, dans quelques rares cas, lorsque le prolapsus n'est pas combiné avec une forte cystocèle et une rectocèle marquée, suffire ; nous verrons cependant que la plupart du temps elle doit être combinée avec une ou des opérations de soutien.

L'hystérectomie peut être vaginale ou abdominale, partielle ou totale.

L'amputation du col en ce qu'elle en réduit la longueur et en allège le poids a pu être employée quelquefois. Nous croyons toutefois que les indications en sont très restreintes et qu'elle devra toujours être combinée avec une colpopérinéorrhaphie.

Il en est de même pour l'amputation sus-vaginale.

L'hystérectomie vaginale totale est indiquée dans certains cas. Cependant en supprimant l'utérus elle ne supprime pas le relâchement musculaire et ne permet pas de faire en même temps, dans la même séance, l'opération de contention et de soutien et il faut lui préférer l'hystérectomie abdominale subtotale combinée avec la fixation du moignon utérin à la partie inférieure de la plaie abdominale. Nous croyons cette technique préférable à celle qui abandonne à lui-même le moignon utérin péritonisé. Dans la plupart des cas il est utile, nécessaire même, de combiner à cette exérèse et à cette pexie une contention qui est la colpopérinéoplastie, ces diverses opérations pouvant se faire dans la même séance.

Il nous reste à envisager maintenant l'indication de ces différentes méthodes opératoires.

Si le prolapsus est incomplet, si l'utérus est légèrement abaissé seulement, s'il n'y a qu'un peu de cystocèle et de rectocèle on devra donner la préférence à la colporrhaphie antérieure combinée à la colpopérinéoplastie.

S'agit-il d'une procidence complète de l'utérus avec intégrité apparente du vagin, c'est à l'hystéropexie que l'on donnera la préférence. Au contraire, le prolapsus est-il complet, la conduite variera suivant qu'il s'agira d'une femme jeune ou d'une femme âgée. Chez une femme jeune le traitement de choix sera l'hystéropexie combinée à la colpopérinéoplastie ; chez une femme âgée c'est à une hystérectomie abdominale sub-totale avec fixation du moignon utérin à la paroi abdominale et avec adjonction d'une colpopérinéoplastie que l'on aura recours.

Nous ferons remarquer en terminant que parfois ces opérations exécutées parfaitement ne mettent pas à l'abri d'une récidive qui peut se faire quel que soit le moyen employé et cela par suite même de la cause primordiale, de l'aplasie musculaire, de la faiblesse et du manque de tonicité du plancher périnéal.

Au cours de notre chapitre sur la pathogénie du prolapsus chez les vierges et les nullipares, nous avons vu qu'il s'agissait dans la plupart des cas de femmes névropathes ; il sera donc bon de leur faire suivre un régime général tonique et une hygiène appropriée à leur état. On pourra également employer avec succès la kinésithérapie.

OBSERVATION I

(Scanzoni. *Traité pratique des maladies des organes sexuels de la femme.*

(Wurzbourg, 1858, traduit par Dor et Socin).

Jeune fille âgée de seize ans déjà privée de sa virginité, chez laquelle la rupture était arrivée tout d'un coup en soulevant une lourde corbeille remplie de linge mouillé.

L'étroitesse de la vulve, la tonicité considérable des parois du vagin firent supposer dans ce cas une longueur ou une élasticité extraordinaire des ligaments utérins.

Dans d'autres cas où les femmes n'avaient pas non plus accouché, la cause de la maladie était toujours un relâchement considérable des parois du vagin à la suite d'une leucorrhée de longue durée, ou d'excès de coït.

OBSERVATION II

(S. Bedford. *Maladies des femmes. Leçons cliniques,* traduit de l'anglais par Gentil, 1860).

Prolapsus de l'utérus chez une femme âgée de 19 ans, non mariée survenue à la suite d'une chute.

Josèphe M... se plaint de douleurs à la partie inférieure du dos et d'une sensation déchirante dans les aines, en même

temps que d'un besoin incessant d'uriner puis de temps à
autre de nausées. Elle était encore, dit-elle, il y a deux ans,
une gaie et forte fille ; à cette époque se trouvant en voiture
les chevaux devinrent rétifs ; effrayée elle s'élança de cette
voiture et tomba avec violence sur les genoux. A peu de
jours de distance les symptômes qu'elle énumère commencent à se manifester et ont continué jusqu'ici avec plus ou
moins d'intensité.

— Vos règles ont-elles apparu depuis ? — Elles viennent
régulièrement. — A leur retour chaque mois éprouvez-vous
plus de difficulté pour uriner ? — Oui monsieur, et ce besoin
est fréquent.

Ces simples renseignements m'avaient donné à
penser qu'il existait bien là un déplacement de
l'utérus qu'on pouvait attribuer à la chute du haut
de la voiture. Un examen vaginal m'a mis à même
de vérifier mon diagnostic.

J'ai pu reconnaître que l'organe était en partie
porté en bas et qu'il y avait aussi un peu de relâchement des parois du vagin, ce qu'il faut attribuer sans
doute à la pression exercée par l'utérus. Mais
l'organe est tout à fait exempt d'altérations. Ce cas
est d'un intérêt plus qu'ordinaire en ce qu'en premier lieu le prolapsus de la matrice se rencontre
rarement chez une femme non mariée et parce
qu'une chute, des secousses violentes ne sont pas
les causes ordinaires. Les symptômes accusés par la
malade sont bien ceux du prolapsus utérin.

Ainsi on peut s'expliquer pourquoi il existe chez

elle un besoin fréquent d'uriner et pourquoi ce besoin augmente au moment des règles.

OBSERVATION III

(Aubinais. *Gazette des Hôpitaux*, 1866, 18 août).

Il y a déjà une trentaine d'années, je fus appelé à soigner une jeune paysanne qui jouissait d'une brillante santé et qui assurément n'avait point eu de rapports sexuels, car sa moralité était à l'abri de tout soupçon.

Cette jeune fille qui paraissait avoir une vingtaine d'années était atteinte depuis quelques jours d'une précipitation à la vulve du corps de l'utérus.

Cet accident avait été le résultat des manœuvres suivantes : On était dans la saison des foins ; deux jeunes paysans voulurent essayer la force de leurs bras. Dans le but d'effrayer la jeune fille qui était occupée avec eux à faire une meule de foin, ils prirent la jeune fille par-dessous chaque aisselle et secouèrent violemment le corps en dehors de la meule de foin qui était élevée de plus de 3 mètres au-dessus du sol. Le corps était dans une position verticale, et les intestins pesaient de tout leur poids sur l'utérus. Dans les secousses imprimées au corps, la matrice fut tellement abaissée qu'elle fut précipitée à la vulve et vint faire saillie entre les grandes lèvres.

La pression de l'organe sur l'ouverture du canal de l'urètre rendait l'émission de l'urine difficile.

Après avoir vidé la vessie à l'aide d'une sonde, je réduisis l'utérus. Pour cela faire, je plaçai la malade sur un lit ; je fléchis les jambes sur les cuisses, afin de relâcher les muscles cruraux et abdominaux, et à l'aide du doigt index mouillé d'huile d'olive, je refoulai l'utérus dans le bassin.

J'eus le soin, dans la crainte que l'organe ne vînt à baisser, de favoriser sa position normale en maintenant pendant 8 jours la malade étendue sur un lit, de telle sorte que la tête se trouvât dans une position déclive par rapport au siège qui était soulevé par un oreiller.

Cette précaution suffit et je n'eus pas besoin de recourir au tamponnement du vagin, non plus qu'à l'application d'un pessaire.

Lorsqu'au bout de 8 jours de repos au lit je pratiquai attentivement le toucher, j'obtins la certitude que l'utérus était bien réduit et avait pris sa position naturelle.

Un an environ après l'accident, la jeune fille me fut conduite par sa mère qui était une femme de bon sens. Celle-ci me dit qu'elle désirait savoir de moi s'il n'y avait pas quelque inconvénient à marier la jeune personne.

Je m'assurai par un toucher attentif que la matrice occupait sa position naturelle. Le mariage eut lieu. J'ai eu occasion de toucher cette femme dans l'intervalle de ses grossesses et de l'accoucher trois fois et j'ai pu m'assurer qu'elle était parfaitement guérie de son prolapsus utérin.

OBSERVATION IV

(Aran).

Dix-sept ans, vierge d'enfants, qui vit se produire un prolapsus à la suite d'une chute dans un escalier.

OBSERVATION V

(Cité par Courty, *loc. cit.*, p. 828).
(Puech).

Jeune fille de vingt ans, vierge.

Le déplacement fut causé par un effort violent pour soulever un fardeau.

La tumeur refoulait fortement l'hymen qui ne fut cependant pas déchiré.

La réduction opérée, la malade fut soumise à un traitement antiphlogistique, bains, sangsues, et, à la suite de deux mois de repos au lit, la guérison fut complète, si bien que cette femme mariée plus tard eut deux enfants sans que le prolapsus se reproduisît.

OBSERVATION VI

Dr Linas, élève de Nonat.

Relate un prolapsus de l'utérus survenu chez une femme se livrant à des travaux pénibles pendant les époques menstruelles.

OBSERVATION VII (Traduction personnelle).

(Veit. *Zeitschrift f. geb. und. gynœk.*, 1878. Bd. II).

Un cas de prolapsus complet de l'utérus chez une fille non réglée.

Le 27 mai 1876 Louise R..., âgée de 14 ans et 9 mois, se présenta à la polyclinique.

Elle doit être venue au monde avec une gibbosité qui se développa rapidement dès les premières années. Elle commença à marcher après trois ans. Elle se présenta à la clinique parce que sa mère avait observé chez elle un prolapsus utérin dont elle ne pouvait fournir aucune cause efficiente. La taille était de 102 centimètres, figure large, tête forte, démarche chancelante. Colonne vertébrale atteinte de cyphose commençant à la neuvième vertèbre dorsale. Entre les vertèbres lombaires et le sacrum une forte encoche dont la profondeur est occupée par des poils blonds très longs. Pas d'inclinaison ni de torsion de la colonne vertébrale; bassin peu incliné, l'orifice inférieur regarde directement haut. Le pubis à peine développé. Par la dilatation de la vulve on aperçoit la paroi antérieure du vagin prolabée, à la partie postérieure le col très large recouvert d'ulcérations.

Le corps de la matrice se trouve tout à fait au dehors de la vulve. Cystocèle. Après la réduction l'hymen est fortement dilaté sans déchirure et en introduisant le doigt on arrive à atteindre le promontoire. Il s'agit donc ici d'une inversion presque totale

du vagin avec un prolapsus complet de l'utérus en rétro-
flexion.

Les dimensions du bassin sont : Sp. 20.0 Cr. 21.0 Tr. 27.
Ext. 14 1/4.

On constate de l'incurvation des os longs ; des nouures des
épiphyses ; les articulations sont flasques. On sent des mouvements de latéralité au genou.

OBSERVATION VIII (Traduction personnelle).

Mundé. *New-York obstetrical Journal* et *Annales de Gynécologie et d'Obstétrique*. Février 1888.

Le prolapsus s'était produit au moment d'un violent effort
chez une jeune fille vierge de dix-neuf ans environ. L'utérus
était complètement sorti de la vulve. Il y avait six semaines que
l'accident avait eu lieu quand Mundé vit la malade.

Il y a environ un an, une jeune fille de 24 ans entre à l'hôpital du Mont-Sinaï dans le service du Dr Mundé.

Autant qu'on pouvait en juger, elle était vierge.

Elle racontait que six semaines auparavant, voulant soulever
un cuveau très lourd, quelque chose se déchira et apparut
extérieurement entre ses deux cuisses.

A l'examen, Mundé trouva un prolapsus complet de l'utérus
et du vagin. L'utérus était œdémateux et irréductible. Il fit un
pansement à la tarlatane et ordonna une irrigation continue à

l'eau de Goulard. Le lendemain il appliqua une bande d'Es-march et au bout de quelques minutes put réduire l'utérus.

Plus tard, la jeune fille sollicita à nouveau son admission à l'hôpital à cause de sensations douloureuses produites par la descente de la matrice coexistant avec une rectocèle et une déchirure du périnée.

Il fit l'opération d'Alexander et la colpopérinéorrhaphie d'Hegar dans la même séance, combinaison qui lui avait donné de bons résultats.

OBSERVATION IX (Traduction personnelle).

(Horlacher. *Munch. med. Woch.*, 1889, no 5o).

Prolapsus chez une jeune fille de 14 ans 3 mois, non réglée.

La malade, d'après son développement corporel, paraît encore une enfant.

Tout le vagin, à parois minces, et l'utérus sont complète-ment prolabés (vagin sec et rouge, col infantile, vessie un peu déplacée).

L'utérus prolabé remis en place ressort à la moindre pression abdominale, mais reste maintenu à l'aide d'un petit pessaire de Hodge qui peut parfaitement être appliqué d'une façon durable dans le vagin profond et relativement large ; les caroncules myrtiformes sont presque complètement effacées.

Pour l'auteur qui ne trouve rien dans les anté-cédents, ce prolapsus n'a d'autre étiologie que les coïts répétés et consentis par la jeune fille.

Et comme confirmation de cette idée, l'auteur dit qu'il a trouvé plusieurs fois le pessaire mal appliqué quoique la malade prétendait n'y avoir pas touché.

OBSERVATION X

Trélat. *Clinique chirurgicale,* 1891.

Prolapsus des organes génitaux de la femme, page 623.

Notre seconde malade, M... Blanche, 22 ans, lingère, est entrée le 7 mai 1887 et est couchée au n° 1 de la salle Sainte-Catherine. C'est une jeune femme, grande, blanche, à chairs un peu molles, mais cependant d'aspect agréable. Sa mère morte à 32 ans, aurait porté un pessaire, nous dit-elle ; elle a une sœur très bien portante. Habituellement constipée depuis son enfance, elle a été réglée à l'âge de seize ans ; depuis elle a vu régulièrement. Légères pertes blanches dans les époques intercalaires. A l'âge de dix-huit ans, il y a quatre ans, elle fut violemment déflorée.

Une hémorragie abondante se produisit, les parties génitales furent très tuméfiées et elle ne fut rétablie qu'après trois semaines de traitement par les bains et l'application de poudres. Un an après, il y a trois ans, elle présentait des symptômes manifestes de la syphilis et fut traitée à la Charité pendant trois semaines pour une roséole généralisée ; elle est encore en puissance de syphilis, car il y a quatre mois elle a eu un psoriasis palmaire et plantaire incomplètement guéri aujourd'hui.

Il y a deux ans, en juillet 1885, elle fait une fausse-couche de trois mois et se relève après quinze jours de lit sans la moindre complication. Aujourd'hui elle se présente à nous avec un prolapsus utérin léger accompagné de rectocèle et de cystocèle ; la rectocèle elle-même est compliquée de prolapsus rectal. L'histoire de ces multiples déplacements est assez difficile à saisir chez notre malade.

Il y a trois ans, dit-elle, à la suite d'une constipation opiniâtre elle aurait deux ou trois fois constaté le prolapsus du rectum. Depuis sept mois le déplacement se serait produit plus fréquemment et surtout depuis quelques semaines ; à chaque selle, sous le moindre effort le prolapsus se produit et s'accompagne parfois d'une légère hémorragie et d'une expulsion de matière glaireuse, gélatiniforme.

L'examen de notre malade révèle des particularités intéressantes. La vulve est normale d'aspect, plutôt petite que grande. Le corps périnéal ne forme plus un plan résistant, solide et ferme ; il est réduit à une bande mince et étroite, dont les doigts placés dans le vagin et l'anus perçoivent nettement la débilité. L'orifice anal est manifestement relâché, on déplisse très facilement les plis radiés et l'index s'y introduit aisément.

Le col utérin n'est point déformé, l'utérus mesure 72 millimètres à l'hystéromètre. Si l'on provoque des efforts, on voit le périnée se bomber comme dans la période d'expulsion d'un accouchement normal, la vulve se dilate légèrement et on voit se dessiner dans le champ de l'orifice deux saillies séparées par un sillon transversal, saillies qui appellent immédiatement l'idée de cystocèle et de rectocèle. Cette dernière est même beaucoup plus prononcée et tandis qu'elle s'accuse on voit sortir par l'orifice anal un bourrelet muqueux qui atteint bientôt 4 à 5 centi-

mètres. Ce prolapsus rectal peut même, dans la position accroupie, acquérir le volume d'un œuf de poule. Le doigt introduit
dans le vagin sent le col utérin descendre de 3 à 4 centimètres
pendant les efforts. Ce signe, d'accord avec la mensuration qui
nous a indiqué un utérus peu augmenté de longueur, permet
d'affirmer la simplicité de ce prolapsus. Quant à la cystocèle, à
la rectocèle, elles n'en sont pas moins réelles, la sonde introduite dans la vessie doit être dirigée en bas et on la perçoit à
travers la paroi vésico-vaginale saillante ; le doigt introduit
dans l'anus se recourbe pour pénétrer dans la rectocèle. Cependant il y a une particularité ; quand le prolapsus rectal se produit par l'anus, la rectocèle, cela est facile à comprendre,
disparaît aussitôt, et il ne reste plus qu'une saillie formée par le
prolapsus de la paroi vaginale postérieure.

OBSERVATION XI

(Régnier).

Observation I

Congrès français de Chirurgie. Séance du 23 octobre 1896.

Dans un premier cas il s'agissait d'une jeune fille de
29 ans, qu'on m'amenait à l'hôpital Tenon, dans un état comateux, ne répondant pas ou mal aux questions, incapable de
nous fournir aucun renseignement. L'utérus était complètement
prolabé à travers l'hymen intact, et les parents qui nous l'amenèrent nous dirent que la jeune fille était vierge et sage.
Depuis dix jours elle était malade, alitée, avec de la fièvre.
Il y avait trois jours que ce prolapsus s'était produit sans

qu'on pût dire comment. La malade ne toussait pas. Elle avait
de la diarrhée.

Après avoir réduit difficilement ce prolapsus et essayé de le
maintenir avec un tampon d'ouate et un bandage, nous fîmes
passer cette femme, étant donné son état général, dans un service de médecine où elle mourait deux jours après. A l'autopsie on trouva les lésions intestinales bien caractéristiques de
dothiénentérie.

OBSERVATION XII

(Reynier. *Congrès de Chirurgie*, 1896).
Observation II

Pour ma deuxième observation il s'agissait encore d'une
jeune fille appartenant à une très bonne famille, très sage,
vierge, qui fut atteinte de fièvre typhoïde avec état comateux
grave, stupeur. Elle guérit ; pendant la convalescence, elle
n'était pas encore levée quand sous l'influence de la toux il se
produisit un prolapsus utérin, dont on ne s'aperçut que quand
l'utérus était prolabé hors de l'hymen. Le médecin, qui est
mort à l'heure actuelle, le Dr Grange qui la soignait, et dont je
tiens tous ces détails, le réduisit ; mais l'utérus tendait toujours à se prolaber.

Il eut alors recours, quand la malade fut un peu plus forte,
et guérie de sa fièvre typhoïde, à des injections de tannin, pour
resserrer les tissus. Enfin, de guerre lasse, il ordonna des
immersions du siège dans l'eau froide ; tous les matins, dans

un bain presque glacé, on plongeait par le siège la malade malgré ses cris, le traitement lui étant très désagréable ; je tiens
ces renseignements complémentaires de la malade qui vit toujours, ne s'est pas mariée, et dont je peux attester encore la
virginité.

Sous l'influence de ce traitement prolongé pendant deux mois,
l'utérus cessa de se prolaber et resta réduit. La malade est
aujourd'hui âgée de 58 ans et son prolapsus ne s'est pas
reproduit.

OBSERVATION XIII

(Reynier. Congrès français de chirurgie, 1896).
Observation III.

Dans ma troisième observation c'est à la suite de surmenage,
sous l'influence d'un effort prolongé, exagéré, mais où encore
le rôle du système nerveux est bien manifeste, que le prolapsus
s'est produit.

Il s'agissait d'une fille de ferme dont l'intelligence était
obtuse ; mangeant mal, couchant avec les vaches, elle était
maigre, chétive. Un jour on s'amusa à lui faire porter un sac
de pommes de terre dans lequel on avait mis de grosses pierres.

Elle se força et, à moitié chemin, n'en pouvant plus, elle
sentit l'utérus lui descendre entre les jambes. Dans ce cas il y
avait l'effort comme cause occasionnelle ; le surmenage et la
dépense trop grande de force nerveuse comme cause prédisposante.

Cette fille entrait un mois après dans mon service. L'utérus au moindre effort de toux se prolabait hors du vagin à travers l'hymen intact. Il y avait un grand relâchement du plancher périnéal sans déchirure.

Je lui fis une hystéropexie avec colpopérinéorrhaphie. La malade sortit, son utérus se maintient.

OBSERVATION XIV

(Routier, 23 octobre 1896.

Le prolapsus était complet. A dix-huit ans, cette infirmité s'était produite à la suite d'une chute de voiture ; après avoir porté pessaire, elle devint enceinte, accoucha et fut traitée par un de mes collègues des hôpitaux qui lui pratiqua l'opération d'Alexander.

Guéri deux mois, le prolapsus se reproduisit; je fis un cloisonnement de Le Fort qui tout d'abord parut réussir, mais elle résorba sa cicatrice vaginale et l'utérus sortit à nouveau. Dans une troisième tentative je pratiquai une colporrhaphie antérieure et postérieure et une périnéorrhaphie, ce qui donna encore une guérison de quelques mois.

De guerre lasse je fis une hystérectomie vaginale et une périnéorrhaphie.

Cette fois la guérison s'est maintenue.

OBSERVATIONS XV à XVIII
(Richelot).

I. Le premier cas de prolapsus que j'ai opéré, le 15 juin 1884, était chez une jeune fille de dix-sept ans, et durait déjà depuis cinq années ; il me résista jusqu'en 1887 et si je mis trois ans pour en venir à bout, sans doute mon inexpérience en fut cause, mais aussi la nature particulière de cette enfant dont les parois vaginales s'obstinaient à retomber toujours malgré les sutures et les cautérisations et restaient souples malgré les cicatrices.

II. Chez une autre le début remontait à l'âge de quatorze ans, avant qu'elle ne fût réglée, je l'opérai à seize ans et demi le 5 mai 1892 pour un prolapsus total ; il fallut pour la guérir trois colporrhaphies successives dans l'espace de deux mois.

III. J'ai opéré le 5 mars 1889 une fille de dix-neuf ans.

IV. Le 5 juillet 1894, une fille de 18 ans, qui n'avait eu ni enfant ni fausse-couche.

OBSERVATION XIX (trad. personnelle).

(*Stromberg* Jekaterinoslaw).

Prolapsus complet de l'utérus et du vagin chez une jeune fille de 18 ans atteinte de cyphose.

(*Journal a Kuscherstwa ishenskich Bolesnei*, 1896, IV, 5).
Centralbl. f. Gynæk. N° 50, 1896.

L'auteur relate un cas assez rare de prolapsus de l'utérus chez une jeune fille vierge. Le prolapsus se déclara après un effort physique, il se produisit petit à petit. La malade est atteinte de cyphose depuis son jeune âge, la bosse se trouve aussi bien sur la colonne vertébrale que sur le sternum.

Les dimensions du bassin sont normales.

Le prolapsus est facilement réductible dans la station debout mais il se reproduit au moindre effort.

L'auteur rattache cet état à deux chutes que fit la malade dans son jeune âge et aux travaux pénibles auxquels elle était astreinte.

OBSERVATION XX

(Polaillon. *Maladies des femmes*, p. 489).

Prolapsus complet de l'utérus survenu sans accouchement antérieur.

G... Julia, âgée de 26 ans, cultivatrice, est entrée à l'Hôtel-Dieu le 12 janvier 1897.

Sa mère est morte d'une tumeur; c'est le seul renseignement qu'elle puisse fournir. Son père est bien portant. Elle a cinq frères et sœurs également bien portants.

Elle a été réglée vers 16 ans ou 17 ans, et depuis lors ses règles ont toujours été normales, régulières. Elle est habituellement très constipée et a de l'anémie. Elle n'a jamais eu de couche ni de fausse-couche. Elle vit à la campagne et fait beaucoup d'efforts, portant des fardeaux et se livrant aux travaux de la culture.

Le début du prolapsus a été insidieux. En 1895, il y a par conséquent deux ans, la malade, gênée pour marcher et souffrant de douleurs qu'elle compare à des tiraillements dans le ventre, aperçut pour la première fois, entre les lèvres, une tumeur qui était déjà grosse comme un œuf.

La tumeur diminua considérablement par le repos au lit.

La malade s'en préoccupa peu et la descente de l'utérus augmenta lentement.

Actuellement la marche est très gênée.

Il y a dysurie et du ténesme anal. Parfois surviennent des nausées et des crises de vomissements.

Entre les grandes lèvres sort une masse piriforme, dont la petite extrémité est dirigée en bas et un peu en avant. A la partie inférieure de cette masse, on voit l'orifice du col de l'utérus. Le col n'est pas hypertrophié. La longueur du prolapsus est d'environ 12 centimètres. Sa couleur est celle de la muqueuse vaginale retournée en doigt de gant. On remarque à sa surface, des érosion produites par les frottements répétés des cuisses. Lorsque la malade a ses règles, le col et la partie inférieure de la muqueuse vaginale prennent une teinte violacée.

A la palpation on sent, à travers la paroi muqueuse, l'utérus qui occupe la partie inférieure du sac vaginal. Cet utérus est petit. On sent aussi les trompes entraînées par l'utérus, et sur les côté de cet organe deux petits corps arrondis, dont la pression éveille une douleur spéciale et qui manifestement sont les deux ovaires.

Quand on cathétérise la vessie, on voit que la sonde s'incline en bas et l'on sent que son bec vient buter contre la paroi antérieure du prolapsus. De même un doigt introduit dans le rectum et recourbé en crochet pénètre dans la partie postérieure du sac. Vessie et rectum sont donc en partie retournés et descendus avec l'utérus et ses annexes.

On peut réduire le prolapsus en le repoussant graduellement vers la vulve. Mais la réduction ne se maintient pas.

Traitement. — L'hystéropexie complétée par une colpopérinéorrhaphie.

OBSERVATION XXI

Villemin. *Gaz. hebd. de M. et de Chirurgie*, 1900, no 5, p. 56.

Jeune fille de 14 ans, le col atteint d'allongement hypertrophique, débordait de quatre centimètres les petites lèvres. L'enfant racontait que deux ans auparavant, en faisant effort pour soulever un fardeau, elle avait éprouvé dans le bas-ventre une douleur assez vive pour avoir perdu connaissance; c'est à partir de cet incident qu'elle a senti son col faire saillie entre ses lèvres; mais elle n'a pas osé parler de son infirmité. Quelques jours avant son entrée elle a éprouvé de nouveau, en soulevant un fardeau, une vive douleur dans le ventre, s'est trouvée mal et pressée de questions a avoué ce qui la faisait souffrir.

M. Villemin a d'abord fait la résection du col; puis comme l'étroitesse du vagin rendait les procédés vaginaux impossibles, il a pratiqué l'hystéropexie abdominale; actuellement on sent l'utérus en place par le toucher vaginal.

OBSERVATION XXII

Coffart. *Journ. des Sc. méd.* de Lille, 1er nov. 1902.

Prolapsus utérin d'une jeune fille de quinze ans.

H..., jeune fille de constitution très robuste. Quinze ans, taille 1 m. 72, membres proportionnés, a seulement comme passé pathologique, depuis sa naissance, une fièvre intermittente ayant évolué il y a deux ans. Bien réglée. Constipation opiniâtre. Elle se livre à des travaux très rudes, bien disproportionnés à son âge ; elle doit soulever notamment des sacs très lourds.

Le jour elle ne ressent rien malgré ses efforts répétés et laborieux. Le soir seulement elle s'aperçoit que « quelque chose semble être descendu ».

Déjà rompue à la fatigue de durs travaux champêtres, elle n'attache d'abord à ce phénomène qu'une médiocre importance ; mais sa répétition quotidienne la conduit à réclamer nos soins. L'examen est pratiqué, la jeune fille étant assise d'abord. A l'orifice vulvaire, une tumeur à plis radiés caractéristiques fait une saillie de quelques centimètres.

Nous constatons immédiatement un prolapsus. Nous serons bref à ce sujet, l'affection ne présentant pas de particularités en elle-même.

La paroi antérieure a cédé la première et c'est elle qui apparaît à la vulve.

L'utérus et ses annexes commencent à suivre le mouvement.

L'hymen, large de deux à trois millimètres, est formé en croissant à concavité inférieure. De chaque côté il porte une petite encoche à l'union de la moitié supérieure avec le 1/4 suivant, encoches semblant à peu près calquées l'une sur l'autre.

La malade fut opérée à l'hospice départemental de Laon ; une colporrhaphie antérieure fut pratiquée. Suites opératoires bonnes.

OBSERVATION XXIII

M. le D⋅ P. Robin a bien voulu nous communiquer le cas suivant :

Il s'agit d'une jeune fille, d'origine russe, qui à l'âge de 16 ans vit se produire un prolapsus utérin ; un médecin consulté à cet effet lui appliqua un pessaire pendant quelques mois. L'utérus reprit sa position normale et depuis bientôt 4 ans le déplacement ne s'est plus reproduit.

Nous devons les deux observations suivantes à la bienveillance de M. Doléris.

OBSERVATION XXIV

Mai 1901.

V... Alphonsine, 40 ans.

Réglée à 15 ans, très régulièrement tous les vingt-cinq jours, durée trois à quatre jours, peu abondantes. A 18 ans, avant les premiers rapports, la malade découvrit à la vulve une légère saillie, surtout visible au moment des efforts, grosse comme une noix.

Première grossesse à 19 ans. Spontanée à terme, enfant vivant. Pendant la grossesse, la saillie de l'utérus s'est accentuée, dépassant la vulve de la grosseur du poing. Elle persiste après la grossesse. Essaye de porter un pessaire qu'elle ne peut garder car il est repoussé et chassé par le poids de l'utérus.

A 22 ans, deuxième grossesse, normale, enfant vivant. L'augmentation du prolapsus décide à une intervention pratiquée à Saint-Louis par M. Péan. Amputation du col pour parer à l'allongement hypertrophique.

Résultat : Soulagement temporaire, car deux ans après on conseille une opération non acceptée par la malade, une ceinture (pelote périnéale) est portée.

A 27 ans, troisième grossesse. Enfant né à sept mois vivant, mais débile et faible.

Il y a deux ans on a sectionné à cet enfant les tendons d'Achille, pour corriger la marche défectueuse se faisant sur la pointe des pieds. Résultat satisfaisant. L'enfant marche avec des chaussures orthopédiques.

A 30 ans, quatrième grossesse. Accouchement prématuré à six mois: Enfant mort le lendemain. Les troubles fonctionnels sont peu marqués. La malade est seulement gênée dans ses occupations. Sensation de pesanteur et légers tiraillements dans les efforts qu'elle évite car elle a l'impression de quelque chose qui s'échappe... Douleurs nulles. Pas de leucorrhée. Pas de constipation. Phénomènes gastriques normaux. Migraines revenant tous les mois. Elle est nerveuse, impressionnable. La mémoire lui fait constamment défaut, les mots lui échappent.

4 mai 1901. — Actuellement tumeur volumineuse apparaissant au dehors de la vulve et comprenant toute la vessie, la

paroi postérieure du vagin et l'utérus. Le rectum ne fait pas partie de la tumeur. Utérus 10 centimètres de profondeur.

Opération 7 mai. Chloroforme. Raccourcissement intra-abdominal des ligaments ronds. Procédé de M. Doléris.

Colporrhaphie antérieure large triangulaire à base cervicale (gros catgut). Colpopérinéoplastie postérieure allant à 12 centimètres de profondeur.

OBSERVATION XXV

Avril 1902.

N... née P... Louise, âgée de 33 ans.

Antécédents héréditaires. — Père mort à 58 ans d'une congestion cérébrale (alcoolique).

Mère vivante, 58 ans.

Deux sœurs et un frère en bonne santé.

Antécédents personnels. — A marché à un an. Réglée à 15 ans régulièrement.

Durée deux à trois jours. Règles non douloureuses et peu abondantes.

Pas de maladie dans l'enfance ni dans l'adolescence. La parturiente ajoute qu'à l'âge de 18 ans, ayant ciré un parquet avec beaucoup d'activité, elle ressentit tout à coup une douleur dans le ventre. Trois ans après elle s'aperçut en faisant sa toilette que quelque chose d'anormal prolabait. Ne voulant pas consulter de médecin elle se décida enfin à l'âge de 23 ans à venir à l'hôpital Beaujon. Laparotomie faite par M. le D' Michaux.

Mariée à 24 ans. Depuis trois grossesses : Première de cinq mois ; deuxième de quatre mois ; troisième de trois mois. La quatrième grossesse accouchement à terme.

Les deux prolapsus existaient avant les grossesses qui n'ont fait que les augmenter de volume.

OBSERVATION XXVI (Inédite).

Gim... Marie, âgée de 20 ans, femme de chambre, entre à l'hôpital Necker, salle Foucher, le 1ᵉʳ février 1905 « parce que sa matrice est descendue ».

Réglée à 14 ans ; règles à peu près régulières, d'abondance moyenne, durant trois à quatre jours ; pas de pertes dans l'intervalle des règles.

La malade affirme formellement qu'elle n'a jamais eu de rapports sexuels.

A l'examen de la malade couchée, on voit entre les lèvres vulvaires une masse rouge, arrondie, présentant un orifice au niveau de sa convexité. En recommandant à la malade de pousser, la saillie faite par cette masse qui représente le col utérin, augmente notablement. On peut faire aisément le tour du col à l'aide du doigt qui perçoit également l'anneau formé par l'hymen très élargi. L'utérus est facilement réductible, mais le prolapsus se reproduit aussitôt que la contention a cessé. Pas de cystocèle, pas de rectocèle. Périnée mou. Par le toucher on sent un col allongé, peu hypertrophié ; les bords des releveurs sont mal perceptibles ; rien du côté des annexes. Le prolapsus sur la malade examinée debout est très accusé et le col très allongé fait une saillie de 7 centimètres. La malade raconte que depuis quelques années déjà elle porte ce prolapsus ; qui s'est produit peu à peu, mais qu'elle n'avait osé consulter un médecin. Cependant, depuis quelque temps, elle éprouve de plus en plus de pesanteur et de tiraillements même dans le bas-ventre. Sa position de femme de chambre lui occasionnant beaucoup de fatigue et lui devenant très pénible, elle s'est décidée à venir demander conseil au Dr Routier, qui, après examen, lui propose une intervention chirurgicale que la malade accepte.

Le 9 février la malade est opérée sous anesthésie chloroformique par M. le Dr Routier qui pratique tout d'abord une résection du col utérin allongé et hypertrophié, puis, dans la même séance, fait l'hystéropexie. Laparotomie médiane basse. Fixation de l'utérus à l'aide de trois catguts passés dans la face antérieure de l'utérus aussi bas que possible, puis à travers les deux lèvres péritonéo-musculaires de la paroi. Quatre bronzes destinés à réunir la plaie abdominale sont placés ; les catguts fixant l'utérus sont noués et les bronzes serrés. Points complémentaires cutanés au crin de Florence ; pansement.

12 février. — Ablation des mèches vaginales ; pansement (ce pansement est renouvelé tous les deux jours).

18 février. — Ablation des crins et des bronzes ; réunion.

La malade quitte l'hôpital le 6 mars parfaitement guérie.

CONCLUSIONS

1o Le prolapsus utérin complet ou incomplet peut survenir chez des vierges et des nullipares ; on a pu en rencontrer même chez des nouveau-nés ;

2o Chez les nouveau-nés le prolapsus coïncide presque toujours avec du spina-bifida et est dû sans doute à l'innervation vicieuse des ligaments et des parois contractiles des viscères pelviens ;

3o Chez les vierges et les nullipares le prolapsus reconnaît comme cause primordiale un manque de tonicité de la musculature périnéale et des ligaments utérins ; il y a parfois une véritable aplasie musculaire. Le relâchement des ligaments est dominé par une cause d'atrophie générale ; que cette ptose soit la conséquence de phénomènes paralytiques moteurs, vasomoteurs et trophiques, portant sur les éléments musculaires, vasculaires, fibreux et cellulo-adipeux, qui entrent dans la constitution de l'appareil génital et des divers éléments de soutien, de support et de vascularisation qui concourent à sa statique et à sa nutrition ou qu'elle dérive de tout autre cause. A cette cause primordiale viennent s'adjoindre les causes ordinaires du prolapsus, efforts physiologiques, répétés, efforts brusques, etc.

4° Le traitement variera avec le degré de la lésion. A un faible degré de ptose utérine combinée avec une légère cystocèle et rectocèle correspondront la colporrhaphie et la colpopérinéoplastie. Au prolapsus simple sans cystocèle s'appliquera l'hystéropexie combinée à la plicature des ligaments ronds.

Le prolapsus complet chez une femme jeune sera traité par l'hystéropexie combinée avec la colpopérinéoplastie ; chez une femme vieille on fera l'hystérectomie abdominale susvaginale avec fixation du moignon utérin à la paroi abdominale et combinée avec la colpopérinéoplastie.

5° Le prolapsus chez les vierges et les nullipares dérivant d'une cause générale de faiblesse des ligaments de suspension et de la musculature périnéale de soutien, il faut savoir que les opérations ne mettent pas à l'abri d'une récidive. C'est dans ces cas que le traitement kinésithérapique comme adjuvant trouve ses indications. Comme aussi il s'agit presque toujours de femmes nerveuses, il sera bon de prescrire un traitement médical général et une hygiène appropriée.

BIBLIOGRAPHIE

Andrew. — Trans of the Soc. obs. of London, 1900, t. XLII.

Aran. — Leçons cliniques sur les maladies de l'utérus et de ses annexes. Paris, 1858-1860.

— Traité pratique de l'inflammation de l'utérus, 1850.

Aubinais. — Gazette des hôpitaux, 1866, 18 août.

Ballantyne et Thomson. — The American Journal of obstetric. Février 1897, XXV, p. 61.

Barnes (R.). — Traité clinique des maladies des femmes, 876, p. 540.

Bedford. — Maladies des femmes. Leçons cliniques, 1860.

Bennet. — Les ulcérations et engorgements du col utérin. Thèse Paris, 1843.

Bouilly. — Congrès de chirurgie, 1896.

Bozeman (Nathan, de New-York). — Congrès de chirurgie, 1879.

Burger. — Société de gynécologie de Vienne, 1905, 15 décembre.

Campiona. — Arch. di ost. et gyn., 1906, no 6.

Collaghan. — Brit. gyn. Society, 1902, 11 décembre.

Coffart. — Journal des sciences médicales de Lille, 1902, 1er novembre.

Courty. — Maladies de l'utérus, 1870, p. 823.

Churchill (Fl.). — Diseases of women, 1864, Dublin.

Doléris. — La gynécologie, 1898.

— Congrès de Boulogne, 1894.

Doran. — Trans. of the obstetric. Soc. of London, 1884, p. 88.

Hansen. — Munch. medic. Woch. XLIV, 38, 1897.

Heil. — Arch. f. gyn. B. XLVIII, p. 155.

Helms. — British Med. Journ. Déc. 1896.

Hirst. — Union médicale. May. Philadelph., 1889-1899, II,
      p. 257.

Horlacher. — Munch. med. Woch. No 50, 1889.

Huguier. — Mémoire de l'Académie de méd. de Paris, 1859.

Jenkins. — Glasgow med. Journ., 1899.

      —   Central. fur Gynæk, p. 562, 1900.

Krause. — Central f. Gynæk, 1898. p. 422.

Legendre. — Thèse de concours, 1860.

Legendre et Bastien.

Levert. — Journ. de méd. de chirurg. de pharm. de Roux,
      1775.

Labadie-Lagrave et Legueu. — Traité de gynécologie.

Liebmann. — Central. f. Gynæk. No 41, 1894.

Martin. — Traité clinique des mal. des femmes, 1889.

Meriel. — Pathologie obst. Gaz. hebd. méd. et chir. N° 94,
      1889.

Miranda. — Arch. di ost. Gyn., 1901, août.

Monro. — Edimb. medicinal Essays, III.

Mundé. — American. J. of. obst. No 59, 1888.

Nonat. — Traité pratique des mal. de l'ut. et de ses annexes.
      Paris, 1860.

Olivier. — The Am. gyn. and. obst. Journ., 1900. vol. II,
      p. 8270.

Pichevin et Bonnet. — Traité de chir. clin. et opér. Le Dentu-
      Delbet, t. X, 1re partie.

Polaillon. — Mal. des femmes, 1901, p. 489.

Pozzi. — Traité de gynécologie.

Prochownick. — Arch. fur gynæk. Bd. XVII.

Puech. — Cité par Courty.

Quisling. — Centralb. fur gyn.. 1890. XII. Arch. f. kinderh.

Radwansky. — Munch. med. Woch., 1898.

Rémy. — Archives de tocologie, 1895.

Reynier. — Congrès de chirurgie, 1896.

Richelot. — Congrès de chirurgie, 1896.

Routier. — Congrès de chirurgie, 1896.

Scanzoni. — Traité pratique des maladies org. sexuels de la femme, 1858.

Schæffer. — Arch. J. Gyn. Bd. XXXVII.

Schramm. — Centralbl.. fur Gynæk, 15, 1894.

Schultze. — Verhandlung des Vereines pfælzischer Aerzte, 1857, p. 48.

Simpson. — Clinical on Diseases of women.

De Sinety. — Affections de l'utérus, p. 509.

Steptowsky. — Revue de gynéc., et Chir. abd., 1898.

Stromberg. — Centralb. f. Gynæk., nᵒ 50, 1896.

Trélat. — Clinique chirurgicale. Tome II.

Veit. — Zeitschrift s. Gebùrtsh. und Gynæk. Bd. II, 1878.

Vicar. — The Scott med and Sur. Journ., 1898, vol. II, nᵒ I.

Villemain. — Bulletin Soc. de Pédiat. de Paris, 1900, I, 51-52,

Weinberg. — Mitteilung über Martinische-klinik. Berlin, 1869.

Imprimerie de la Faculté de médecine, H. JOUVE, 15, rue Racine, Paris.

www.ingramcontent.com/pod-product-compliance
Ingram Content Group UK Ltd.
Pitfield, Milton Keynes, MK11 3LW, UK
UKHW022331070726
13614UKWH00003B/1048